民族医药抢救性发掘整理

满族
医药

U0320413

刘淑云　宋柏林　主编

中医古籍出版社

图书在版编目(CIP)数据

满族医药/刘淑云，宋柏林主编.–北京：中医古籍出版社，2014.6
（民族医药抢救性发掘整理）
ISBN 978-7-5152-0559-5

Ⅰ.①满… Ⅱ.①刘…②宋… Ⅲ.①满族–民族医学 Ⅳ.①R292.1

中国版本图书馆CIP数据核字(2014)第011292号

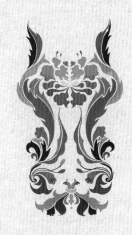

民族医药抢救性发掘整理
满族医药
_____

刘淑云　宋柏林　主编

责任编辑　孙志波
封面设计　韩博玥　张雅娣
出版发行　中医古籍出版社
社　　址　北京东直门内南小街16号(100700)
印　　刷　廊坊市三友印务装订有限公司
开　　本　710mm×1000mm　1/16
印　　张　12.5
字　　数　168千字　彩插158幅
版　　次　2014年6月第1版　2014年6月第1次印刷
印　　数　0001～2000册
书　　号　ISBN978-7-5152-0559-5
定　　价　42.00元

序

满族、鄂温克族、布朗族、怒族、傈僳族、佤族、德昂族、阿昌族、哈尼族、仫佬族等10个少数民族传统医药的发掘整理是国家"十一五"科技支撑计划资助项目"民族医药发展关键技术示范研究"课题，也是一项民族医药抢救性发掘整理任务。这项工作，在中国中医药科技开发交流中心的组织指导下和有关民族地区一批专家的努力发掘下，从2008年启动到2011年结题，历时3年终于完成，取得了丰硕的成果。不仅推动了当地的民族医药工作，而且编著出版了这套《民族医药抢救发掘整理丛书》，使无形的文化遗产变成了有形的文本记录。这是我国民族医药事业发展建设的一项重要成果，为我国传统医药非物质文化遗产保存、保护了一份可贵资料。

民族文化是民族医药之母。上述10个民族中有8个民族信仰萨满教或原始宗教即自然崇拜、多神崇拜和祖先崇拜，有两个民族信仰南传佛教。他们的宗教信仰影响了他们的世界观、生命观和疾病观，以致传统医药中保留了不少"医巫不分""医巫一体""鬼神作祟""神药两解"的成分或痕迹。这一点，最容易引起现代科学者的反感；有人甚至攻其一点，不及其余，对民族医药采取完全否定的态度。但这正是民族文化难以回避的问题。因为，一方面，任何传统医药都有医巫不分的童年；另一方面，"神药两解"在不断的医疗实践中有了变化，也有了新意，已不是一般的望文生义所能理解和愿意理解的。《黄帝内经》云："拘于鬼神者，不可与言至德。"（见"五脏别论篇"）春秋时代的名医扁鹊说："故病有六不治。骄恣不论于理，一不治也；轻身重财，二不治也；衣食不能适，三不治也；阴阳并，脏气不定，四不治也；形羸不能服药，五不治也；信巫不信医，六不治也。"这第六个不治，与《黄帝内经》"不可与言至德"内外呼应，成为中医脱离"医巫不分"的有力证明。但许多民族医药还没有达到这个程度。纵然如此，民族医药仍不失为伟大医药宝库的重要组成部分。西方无数的政治家、科学家都是有神论者，他们相信上帝、相信真主，经常遇事祷告，按着圣经宣誓，人们习以为常，不以为奇，而唯独中国的一部分科学工作者和管理工作者，高举科学主义的大旗，对民族医药责难有加，苛求无尽，不欲其生。在长期处于发展中的中国，在认知文化多样性的今天，这种狭隘的"科学观"实在令人费解。

从总体上看，《民族医药抢救发掘整理丛书》对每个民族医药的记述包括四个部分：一是本民族的基本情况、文化背景、民间习俗；二是养生观念、起居饮食、病因病原、诊断治疗等传统医药知识；三是草药资源和草药应用；四是医药历史和医林人物。其发掘整理的深度并不一致。有的如满医药、佤医药、哈尼医药过去已有人收集整理，出版过书籍。不过这一次做得更加全面更加系统。《民族医药抢救发掘整理丛书》对民族医药的诊疗、方药的收集最为着力，但正如《阿昌族医药》的编著者所言："这些治疗方法与用药经验以"碎片"的形式高度分散在各个阿昌医的头脑里，以本民族语言流传于民间。"其他民族医药也是大抵如此。特别是时至今日未发掘整理某些民族医药，其丢失衰败的程度已相当不堪。要完整地收拾这一片"原生态"的领域，事实上已经不可能了。身怀绝技的民族民间医生，已如凤毛麟角。所以这一批抢救得来的 10 种民族医药资料，就显得尤其珍贵。

从 20 世纪 80 年代以来，中国进入解放思想、改革开放的新时期。1984年，卫生部和国家民委在呼和浩特市召开了第一届全国民族医药工作会议，提出了继承发展民族医药的全面规划和整理发掘民族医药的具体任务。近 30 年来，发掘整理基本上接近完成，还有 20 个少数民族的传统医药尚待发掘，他们主要是人口较少民族。数量虽少，但任务艰巨。因为他们都在边远贫困地区，居住分散，交通不便。但作为兄弟民族的传统文化，乃千百年来群众的创造与积累，源自乡村野老，长于草根之间，我们必须同等对待，同样珍惜。陶弘景曰："或田舍试验之法，或殊域异识之士，如藕皮散血起自庖人，牵牛逐水近出野老；饼店蒜薑，乃是下蛇之药；路边地松，而为金疮所秘。此盖天地间物类，莫不为天地间用。"也正如赵学敏《串雅·自序》所言："谁谓小道不有可观者欤！"因此，面对人口较少民族的民族医药，无论其发掘整理存在多大困难，我希望通过总体安排，精心组织，再来一次抢救性发掘整理，把课补完，以全面完成这项历史任务。

是为序。

国家中医药管理局原副局长
中国民族医药学会名誉会长
诸国本
2012 年 9 月 9 日

前　　言

满族是我国 55 个少数民族之一，第五次全国人口普查数据为满族 1068.22 万人。满族祖先可追溯到 3000 多年前（商周时期）的肃慎时期，之后又经历了挹娄、靺鞨的氏族部落时期。满族兴起于女真时期，公元 1115 年，女真人阿骨打在中国北方会宁建立女真第一个地方政权金国，1234 年被元朝灭亡。1616 年女真人再度崛起，努尔哈赤在中国北方赫图阿拉建立大金国，史称"后金"。1635 年由皇太极废除诸申（女真）旧号，定族名"满洲"，1911 年辛亥革命以后称满族至今。

满族是我国北方少数民族，满族历史跌宕起伏。满族医药是满族长期与大自然和疾病作斗争过程中逐渐积累的宝贵经验总结，为保障民族生存、繁衍、健康发挥了重要作用。满族医药是我国传统医学的重要组成部分。发掘整理研究满族医药更好地为社会进步和人类健康服务，是民族医药研究工作者的责任和十分重要的任务。

《满族医药》是"抢救性发掘整理研究满族医药"课题的研究成果。课题组在整理的研究过程中查阅了与满族历史和满族医药相关的的历史文献、医案，梳理了《辽史》《契丹国志》《金史》《金志》《满文老档》《清宫医案》《清史稿》《宁古塔记略》《清宫秘法理筋接骨》《柳边记略》等著作中记载的对满族医药产生影响的内容；查阅了现代满族医药相关学术研究资料；走访调研了满族起源地和满族集聚地的部分民间医生、满族文化传承人、满族历史文化研究人员和关注满族医药文化的人士。初步掌握了满族医药的基本情况，经过对所获得的满族医药信息进行分析和整理，在此基础上编写了《满族医药》一书。主要从满族医药的历史沿革、满族医药的特点、传统疗法、满族针灸、满族养生保健、满族医药治疗常见病、满族民间用药等方面作了基本阐述，介绍了满族医药在满族历史上和现实生活中存在的情况。

满族医药自满族先人在原始萨满部落时期的萨满医药开始，随着历史的变迁，新民族共同体的形成，满族不断吸纳汉、蒙、朝、回等民族先进的医学知识和理论，形成了具有满族民族特点的满族民间传统医药和满族宫廷医药。满族医药与我国其他少数民族医药一样，具有本民族医药特点，具有明显的地域性，医药保健知识和经验多蕴含在满族文化和满族习俗中。

《满族医药》中的满族民间常用药是通过查阅历史文献资料和有关研究报道，结合民间访谈调研，梳理总结而成。满族民间用药特点是重视就地取材、即采即用，以鲜活药物为主，炮制方法简单，不过度加工和炮制，使用时以单味药、验方、偏方为主，组方使用时药味也很少，使用方法简便易行，注重疗效，主要依靠前期的治疗经验。

《满族医药》是满族医药整理研究工作阶段性成果，没有涵盖满族医药的全部内容，需要深入整理研究的工作还有很多。满族医药在历史文献中文字记载较少。满族居住地分散，遍布全国多个省市和地区。课题组在走访调研过程中发现，满族民间医生多居住在边远地区，传统的满族民间医药多从满族萨满和满族家族内以口传心授的方式传承，秘密而不外传。目前在满族人口集聚的满族自治县、乡镇，在民间熟悉满族历史文化、懂得满文并会讲满语的人不多，了解满族医药的人逐渐减少。这些不仅是发掘整理研究满族医药工作的难度，更重要的是可见发掘整理研究满族医药工作的迫切性和必要性。

由于满族医药特殊的存在形式以及课题研究时间所限，我们搜集的资料和信息会有缺欠，该书还不能全面反映满族医药的全貌，存在许多不足之处，欢迎提出批评指正。

《满族医药》所述内容，力求真实准确，旨在能为研究和开发满族医药工作提供一些帮助，衷心希望能和致力于满族医药研究的各界人士共同努力，使满族医药的研究开发工作取得更多的成果，更好地为人类健康服务。

　　《满族医药》中记载的药物主要产于长白山地区和黑龙江流域，因受当地季节、气候、药物生长期、采集期的影响和限制，课题组没能拍摄到书中所列全部药物，使用了部分互联网上的药物照片，待再版时补充更换，在此说明。

　　《满族医药》一书在编写过程中得到了全国很多民族医药整理研究专家们的指导和大力帮助，在此深表感谢。

编　者

2011 年 7 月

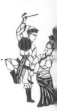

目 录

上 篇

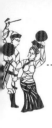

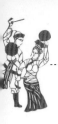

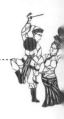

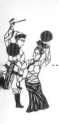

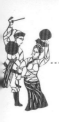

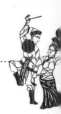

上　篇

第一章　满族基本概况

一、满族基本情况

满族是我国 55 个少数民族之一，据 2000 年第五次全国人口普查统计，满族人口数为 1068.2 万人，位居全国少数民族人口数第二，仅次于壮族人口数。满族有本民族语言和文字，满族先人信仰萨满教，努尔哈赤时期开始信奉佛教，"满洲"的满语意思是"吉祥"。

自 1985 年以来，经国家批准成立的满族自治县 13 个，满族人口集中的满族自治乡镇 400 多个。满族自治县主要集中在东北三省和河北省。其中，辽宁省满族总人口约 500 多万人，满族自治县有 8 个：新宾满族自治县、本溪满族自治县、岫岩满族自治县、宽甸满族自治县、清原满族自治县、桓仁满族自治县、凤城满族自治县、北镇满族自治县满族自治县。河北省满族总人口约 200 万多人，满族自治县有 4 个：青龙满族自治县、丰宁满族自治县、宽城满族自治县、围场满族蒙古自治县。吉林省满族总人口约 110 万人，满族自治县 1 个：伊通满族自治县。黑龙江省满族总人口约 90 万人，多数分布居住在各满族自治乡。满族除集中居住在东北和河北地区以外，在内蒙古、宁夏、

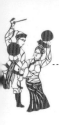

甘肃、福建、山东、新疆等省、自治区和北京、天津、上海、成都、广州、杭州、银川、西安市等全国各地均有分布。

1. 辽宁省满族自治县基本情况

新宾满族自治县是满族清太祖努尔哈赤建立"后金"的都城，是满族的发祥地之一，是1985年经国务院批准成立的全国第一个满族自治县。新宾满族自治县地处辽宁省东部山区，隶属抚顺市管辖。2000年第五次全国人口普查，全县总人口28.47万。岫岩满族自治县成立于1985年，地处辽东半岛北部，隶属鞍山市管辖总人口近50万。清原满族自治县成立于1989年，地处辽宁省东部，隶属抚顺市管辖全县总人口34.02万。本溪满族自治县成立于1989年，地处辽东山区，隶属本溪市管辖。全县总人口29.86万。桓仁满族自治县成立于1989年，地处辽宁省东部山区，隶属本溪市管辖。全县总人口30.29万。宽甸满族自治县成立于1989年，地处辽宁省东部鸭绿江畔，隶属丹东市管辖。全县总人口43.5万。凤城满族自治县成立于1985年，地处辽宁省东部，隶属丹东市管辖。全县总人口59.8万。北镇满族自治县成立于1989年，地处辽宁省西南部，隶属锦州市管辖。

2. 吉林省满族自治县基本情况

伊通满族自治县成立于1988年，地处吉林省西南部，隶属四平市管辖。全县总人口约47万。

3. 河北省满族自治县基本情况

青龙满族自治县成立于1987年，地处河北省东北部，隶属秦皇岛市管辖。总人口50.3万。丰宁满族自治县成立于1987年，地处河北省北部，隶属承德市管辖。全县总人口37.4万。宽城满族自治县成立于1989年，地处河北省东北部，隶属承德市管辖。全县总人口23.1

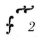

万。围场满族蒙古族自治县地处河北省东北部，隶属承德市管辖。全县总人口52万。

二、满族历史概况

满族是我国公元10世纪在北方兴起并长期居住在北方的少数民族，历史上称"女真"或"女直"，1635年定族名为"满洲"，1911年辛亥革命以后称满族至今。满族历史悠久，满族的祖先可追溯到3000多年前"肃慎"时期（商周时期）。《金史·世纪》中记载："金之先，出靺鞨氏。靺鞨本号勿吉。勿吉，古肃慎地也。元魏时，勿吉有七部：曰粟末部、曰伯咄部、曰安车骨部、曰拂涅部、曰号室部、曰黑水部、曰白山部。隋称靺鞨，而七部并同。唐初，有黑水靺鞨、粟末靺鞨，其五部无闻。……五代时，契丹尽取渤海地，而黑水靺鞨附属于契丹。其在南者籍契丹，号熟女直；其在北者不在契丹籍，号生女直。生女直地有混同江、长白山，混同江亦号黑龙江，所谓'白山黑水'是也。"

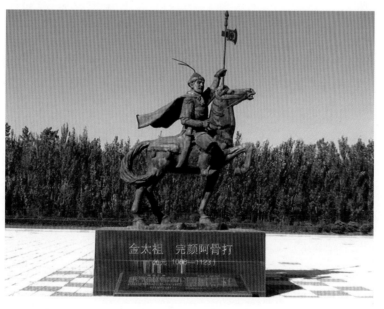

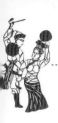

《金史》记载了满族起源于肃慎时期，此后经历了挹娄时期、勿吉时期、靺鞨时期到女真时期的演变和发展历史。早在公元前约1100年（商周时期），中国北方少数民族之一的肃慎族，居住生活在长白山地区和黑龙江流域一带。肃慎族是北方民族的部落氏族，以原始渔猎方式为主，生产力和文化十分落后。汉、三国时期演变发展为东胡和挹娄族；公元707~713年（元魏时期），挹娄人后代勿吉人氏族部落众多。唐代靺鞨族部落逐渐壮大，地域面积也从北向南扩大。女真人是靺鞨的后代，公元762年，唐朝招慰靺鞨部并册封为渤海国王，靺鞨改称渤海。渤海曾是当时亚洲"东方丝绸之路"的中心。

辽宋朝时期，生活在北方的女真人部落不断发展壮大。公元1115年，女真部落首领完颜阿骨打统一了长白山地区和黑龙江流域的北方女真各部落，在会宁（今黑龙江省哈尔滨市阿城区）建都，国号"金"。建立了第一个北方少数民族统治的地方政权，历史上满族开始兴起。在中国历史上满族是兴起较晚的少数民族，政治、经济、文化远远落后当时中原地区。自阿骨打建立统治政权开始，女真人的政治势力逐渐强大。"金"的地方政权持续了近120年，到1234年为铁木真领导的蒙古所灭（元朝）。阿骨打时期主要历史事件：一是建立了猛安谋克社会组织形式和管理制度，即猛安为千户，谋克为百户。女真语义，猛安本意为千，初为千夫长即千户长；谋克本意为族长，在女真诸部由血缘组织向地域组织转化后，又有乡里、邑长之意，再引申为百夫长、百户长。猛安、谋克的含义，旧说猛安为部落单位，谋克为氏族单位。按阿骨打定300户为谋克，10谋克为猛安。二是创建使用女真文字。三是建都后开始向南扩充。1125年金灭辽，1127年金灭亡北宋。1153年（金贞元年），金政权国都由会宁迁往燕京（今北京），1214年迁都南京（今开封）。阿骨打建立金政权时期所统领的女真人是游牧民族，长期居住在长白山地区和黑龙江流域的女真人，基本上保留了女真人的文化习俗。

元明时期女真族受历史变迁影响而发生了很多的变化。元朝建立

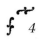

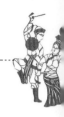

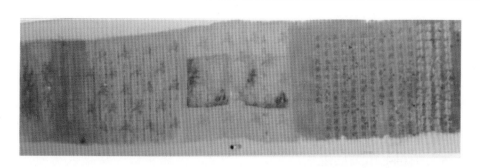

以后，东北地区的女真族归元朝设立的辽阳省管辖，作为女真民族还存在，而南迁的女真人被汉化。元朝对女真人施行了"若女直、契丹生西北不通汉语者，同蒙古人；女直生长汉地，同汉人"的统治政策。金亡以后，留存中原的女真人很快融合在华北的"汉人"中间，东北偏南地区的女真人继续处于汉化过程中，而松花江流域及邻近地段则经历着由更北地区女真人南迁而引起的局面变更。元代迁徙到中原地区的女真人长期与汉族和其他民族杂居相融，逐渐汉化，女真民族特色逐渐消失，已被元统治者当作汉人

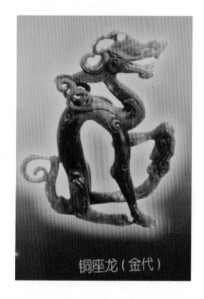

铜座龙（金代）

对待。居住在长白山和松花江、黑龙江流域等北方地区集居的女真人，虽然本民族文化得以保存下来，但也失去了发展的社会环境和条件。1368 年朱元璋称帝，定国号为"大明"，元朝灭亡。明朝将居住在北方的女真人分为建州女真、海西女真、野人女真三大部。后来又按地域分为建州、长白、东海、扈伦四大部分进行管理，而进入中原地区的女真人逐渐融入汉民族之中。

　　清代时期满族：明朝万历四十四年（1616）满族再次崛起。女真族首领努尔哈赤统一了北方势力最大的建州女真、海西女真和野人女真各部落，并在赫图阿拉（今辽宁省新宾县）建国称汗，史称"后

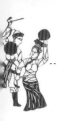
金"，努尔哈赤成为清太祖武皇帝。1635 年（天聪九年）努尔哈赤的儿子皇太极继位，废除诸申（女真）旧号，定族名"满洲"。这时女真族人员结构已经产生很大的了变化，更多的汉族人、蒙古族人和朝鲜族人等其他少数民族融入到女真人主体，形成了新"满洲族"的民族共同体。1636 年（崇德元年）皇太极迁都沈阳，改国号"大金"为"大清"。1644 年满族统治政权入主中原，建都北京。女真人努尔哈赤创建了军政合一的八旗制度，清朝延续实行这一制度。满族八旗制度是努尔哈赤建立民族政权以后，为把原来散居各地以氏族血缘关系为纽带组织管理的女真人纳入国家统一管辖，努尔哈赤把被合并的女真各部分另编入原有的以氏族、村寨为基础的生产和军事组织"牛录"之中，各旗的固山额真和贝勒既是本旗的所有者，又是本旗的最高军事统帅。所创建的军政合一的政治和行政管理制度，"八旗"既是军事组织，也是行政编制，称之为"八旗制度"。开始建立时只设有以黄、白、红、蓝四色旗帜为标志四旗。随着政治统治的需要，满族统治者开始扩大和吸纳汉族、蒙古族等民族的人员参加八旗军，由于人口增加，将原有的四旗扩充为八旗，将原有的四旗称为整黄旗、整白旗、整红旗、整蓝旗，新扩编的四旗称为镶黄旗、镶白旗、镶红旗、镶蓝旗，满族八旗由此形成。1635 年皇太极正式下诏，以"满洲"取代"女真"（诸申）旧族名，这时的"满洲"族主要是指八旗中女真族人，不包括满洲八旗中的汉族人和蒙古族人，也不包括汉军八旗和蒙古八旗。1636 年，皇太极改国名"大金"为"大清"，由"汗王"改称皇帝。清代统治者开始将加入满族八旗的所有人统称为"旗人"，旗人构成满族的基础。

努尔哈赤时期创建了满族文字。1599 年（明万历二十七年）奉努尔哈赤之命由大臣额尔德尼和噶盖以蒙古文字母为基础创制，史称"无圈点满文"或"老满文"。1632 年（天聪六年）达海奉皇太极之命对老满文进行改革。通过在部分满文旁加圈点，改变某些字母形体和增加新字母等方法，以统一字母和音节形式的形体，区别语音，增

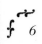

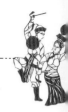

設拼写汉语借词的字母，使之臻于完善，史称"有圈点满文"或"新满文"，为满族民族发展作出了贡献。

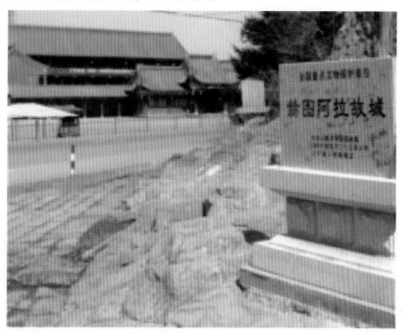

满族民族起源历史简表：

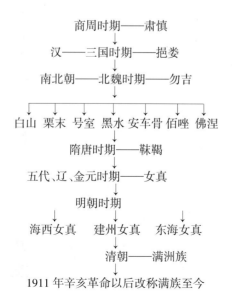

商周时期——肃慎

汉——三国时期——挹娄

南北朝——北魏时期——勿吉

白山 栗末 号室 黑水 安车骨 佰咄 佛涅

隋唐时期——靺鞨

五代、辽、金元时期——女真

明朝时期

海西女真 建州女真 东海女真

清朝——满洲族

1911年辛亥革命以后改称满族至今

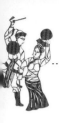

三、满族宗教信仰

满族是信奉萨满教的北方少数民族之一。努尔哈赤时期以后开始接受佛教，清代以后萨满教和萨满的影响逐渐弱化和衰落。萨满教是产生于人类社会母系氏族时代的原始宗教，被北方渔猎游牧少数民族普遍信仰。《民族词典》中释义，萨满教是以"相信万物有灵、灵魂不灭和多神崇拜的宗教"，宣扬"天地万物都是神灵"，"神灵"保佑人间万事平安，人的"灵魂不灭"，生老病死是由神灵主宰。他们相信一切事物的始终都是神

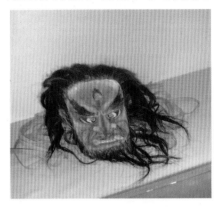

的旨意，萨满教的社会影响力从极端控制到逐渐的淡化和演变与满族历史和民族文明进程关系密切。满族先人在以氏族部落、原始渔猎时期，萨满教对人的精神统治和行为控制是绝对的。萨满又称巫师，"而萨满（巫师）则为人们与鬼神中间交往的人，充当神媒，实施巫术，为族人消灾求福。""萨满是萨满教的核心"，萨满教的宗教旨意是由萨满来完成。"原始萨满教的一切宗教意识和宗教行为，其根本的原动力与核心灵魂就是自发的绝对支配他们的萨满"。

著名满学家富育光在《图像中国满族风俗序录》中指出："萨满，在本氏族中始终享有崇高的威望，具有相当重要的社会地位和影响。萨满是民族之师、民族之神、民族之魂，承继着民族精神文化的全部遗产，从而享得全民族的尊重。萨满是氏族文化的承继者与传播者，又是本民族生活安宁的保护神。"萨满在氏族部落中具有崇高的地位和威信，多为部落首领或氏族内感悟和认知能力强的有威望人的担当，他们有一定的文化知识，参与各类重大祭祀、祈福等活动，因此萨满具有很强的号召力和影响力。萨满还有一个很重要的社会职能就是为

族人消灾祛病，萨满在跳神活动中模仿人和动物的各种行为，昏迷性舞蹈，表现出神灵附体、失去自我的状态，萨满的昏迷术迫使人深信不疑。还说："在氏族宗教节日或重大事件发生时，萨满要为氏族举行祭祀祈祷仪式；为氏族成员除秽祛邪，跳神治病，并承担保婴育子，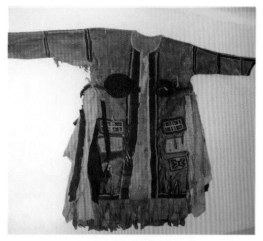使氏族兴旺之职；为氏族排难解纷，占卜吉凶，观测灾异，筹谋生计。"公元 1616 年，努尔哈赤建立大金政权以后，满民族的势力开始逐渐壮大，新满族共同体形成，民族文化融合加深，生产力进一步发展，促使萨满教的影响开始弱化，萨满的职能开始演变和异化，形成宫廷萨满和民间萨满。宫廷内萨满主要参与宫廷贵族的各类重大事件祭祀、祈福等活动。民间萨满中的家萨满，主要是作为侍神者参与族人和部落的祭祀仪式。民间萨满中的职业萨满，《民族词典》释义为："满语称屋洼特萨满，多是伊彻满洲人（新满洲人），主管招神、驱邪、治病，实为巫医，不从事劳动，以跳神为职业。"满族萨满教和萨满的历史作用和影响很大，尤其是萨满充当了满族文化的重要实施者和传播人。

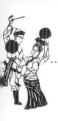

第二章　满族医药历史沿革

满族是主要居住在我国北方地区的少数民族。满族医药是祖国传统医学的重要组成部分，是在长期实践和与疾病作斗争中逐步形成，并不断丰富发展的一种少数民族医药。满族医药为本民族的健康和繁衍作出了重要贡献。随着健康观念和医学模式的转变，满族医药越来越显示出宝贵的价值和独特的优势。史书中记载的肃慎、挹娄、勿吉、靺鞨、女真人，都是满族先祖，公元 1635 年称满洲，辛亥革命以后称满族。2000 年第五次全国统计人口普查结果表明，全国现有满族人口1068.2 万，其中大多数居住在我国东北地区。国家批准成立的满族自治县 13 个，满族乡近 400 个。

一、满族氏族部落时期的满族医药

满族的历史久远，历史文献记载满族先祖在 3000 多年前商周时期称肃慎，北魏称挹娄、勿吉，唐末称靺鞨，公元 10 世纪初称女真人。氏族部落时期的满族先人（女真人），长期居住在中国北方黑龙江流域和长白山地区，主要以渔猎、游牧、农耕为主，防治疾病的办法原始。满族先人信奉萨满教。萨满教是产生于人类社会母系氏族时代的原始宗教，是以"相信万物有灵、灵魂不灭和多神崇拜的宗教"，萨满教旨意由萨满来完成。萨满（巫师）则为人们与鬼神中间交往充当神媒，实施巫术，为族人消灾求福。早期满族先人崇尚巫祝，相信神灵可以驱除邪恶、消除疾病。

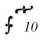

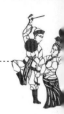

满族氏族部落后期，满族先人就学会了造酒和利用动植物的药毒；饲养猪并"衣其皮，食其肉，涂其膏"，用猪油涂身防寒、保护皮肤；在"楛矢石砮"上涂上植物药毒，射杀野兽等原始医药知识。一部分萨满逐步掌握了医药知识，在祈福、祛病消灾活动中逐渐运用满族先人在生产生活实践中积累的原始药物和方法为族人治疗疾病。他们将采集来的药物杏仁、栀子、元胡、金银花、人参、白附子等药材，经加工成粉剂或汤剂，念咒后给病人服用或施针灸为族人治病。逐渐形成了满族的原始医药。满族医药和治疗方法在历代萨满应用实践过程中得到延续和发展，形成了独特的满族萨满医药。萨满是传播和使用医药的实施者和主要传承人，他们对满族医药的形成和传承发挥了重要作用。由于萨满的传承方式是严格遵守在氏族内口传心授，因此早期满族医药缺乏文字记载，满族医学知识以口碑形式传承于民间。

二、金（女真）时期的满族医药

公元1115年，（生女真）满族完颜部首领阿骨打统一了北方的女真各部落，在中国北方会宁（今黑龙江省阿城）建立地方政权，史称"上京"，国号"金"。金时期是满族医药逐渐形成和发展时期。

金代满族由北向南逐渐扩大，大量女真人南迁，多民族杂居共处，满族与汉族和其他少数民族相互交融，多民族文化融合使满族（女真）开始更多地接触和吸纳学习其他民族的先进文化和先进技术。

金代满族对一些药物的产地、采集、加工、经济价值和医学知识有了比较明确的了解和认识。满族医药在许多历史文献中都有记载，其中仅在《金史》中记载的药物就有人参、五味子、黄柏、地龙等100多种。对人体生理病理、病因病名也有详细的记载，如：病疽、寒疾、目生翳、急风、中风、喉痹、寒痰、风痰、疽发脑、发狂、损胎气等。提出"地寒因感疾"、"风疾"、"寒疾"、"汗不出"、"病在膏肓间"等几十种疾病及治疗方法。

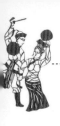

《金史》中记载着满族使用金丹、敷药、艾灸、温泉洗等预防治疗疾病的方法。如："司农少卿张用章以行户部过宿，塔饮以酒。张辞以寒疾，塔笑曰：'此易治耳。'趋左右持艾来，卧张于床，灸之数十。""伯仁多病，至临潢，地寒因感疾，还中都。明年，上还幸中都，遣使劳问，赐以丹剂。是岁，卒。"

1127 年金灭亡北宋继续南迁并在开封建都（史称中都），金代借鉴了宋朝的医政管理制度，在历史上最早设立了太医院。还设置了"尚药局"、"御药院"、"惠民局"等，明确机构的职能，以保证医事活动的运行。建立了医药人员队伍，并分别授予官位，提高医生地位和待遇，大量招纳汉民族和其他民族的医药人员，推崇医药名人，发展医学成果，整理古医书籍。《金史》记载这些满族医生大量吸纳汉族、蒙古族、朝鲜族等其他少数民族医药知识，用于疾病的防治，诞生了大量具有学术代表性的医学名人，如"金元四大家"。刘完素、张从正、李杲是金代或金元时期的著名医家，在我国医学史上具有重要的影响。李庆嗣，读《素问》诸书，洞晓其义。天德间，岁大疫，广平尤甚，贫者往往阖门卧病。庆嗣携药与米分遗之，全活者众。所著《伤寒纂类》四卷、《改证活人书》三卷、《伤寒论》三卷、《针经》一卷，传于世。纪天锡，精于其技，遂以医名世。集注《难经》五卷，大定十五年上其书，授医学博士。金代满族医学水平和管理得到了提高，对后期满族医药的发展产生了积极的影响。

三、元明时期满族医药概况

中国历史上辽、金、元时期，北方少数民族医药文化相互融合，满族医药伴随着历史交替发展。

公元 1206 年，铁木真成吉思汗统一了北方蒙古族各部落建立蒙古国。1234 年消灭了阿骨打建立的金朝政权。1271 年，忽必烈将"蒙古"国号改为大元。采取了重新组合各民族力量，促进民族融合，对

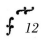

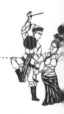

其他民族实施兼容并存的一系列政策。

元代满族（女真人族群）结构发生了变化，迁徙到中原地区的满族（女真人）长期与汉族和其他民族杂居相融。居住在长白山和松花江、黑龙江流域等北方地区集居的满族（女真人）保存了满族生活习惯，传统满族医药得以延续。

1368年朱元璋称帝，定国号为"大明"，元朝灭亡。明朝将满族（女真人）按照居住区域，分为建州女真、海西女真和野人女真，主要居住在我国北方。这一时期民间萨满已经掌握了药物的采集、加工、应用，疾病的预防，针灸按摩等多种医技医法，用来治疗常见疾病，传承着历代萨满积累的医药经验和知识。

明代满族先人（女真人）被文化程度发达的汉族、朝鲜族称作"野人"，但在医药学方面也为先进民族提供过借鉴，明嘉靖三十九年（1544）朝鲜李朝中宗大王患病"烦闷"，本国无良药，只好"用野人乾水和清心丸"，稍后又"进野人乾水凉膈散、至宝丹云"。顺治六年（1649）六月十五日，旨令盛京两牛录"把干馏的人参水各送一瓶"，用来治疗"骆驼的癞疾"，可见明代的女真人已能够将人参制成乾馏水治病。满族先人很早就懂得洗温泉养生保健，有病治病，无病健身。朝鲜史料记载明万历二十九年（1601）朝鲜节度使柳珩驰启曰："满浦金使金应瑞驰报，奴酉长子弘所土里（褚英）以眼疾率二百骑来浴满浦四日程汝延地温水。"

四、清代满族医药

1616年（天命元年，明朝万历四十四年），建州女真首领努尔哈赤统一了海西女真和野人女真各部，灭亡了元朝，在赫图阿拉城（现辽宁省新宾县）建国，定国号"大金"，史称"后金"。1635年（天聪九年）努尔哈赤的儿子皇太极继位，1636年（崇德元年）改国号"大金"为大清。1644年满族入关定都北京。满族文化与汉文化的融

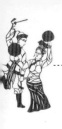

合逐渐加深，大量的汉族和蒙古族医生加入到满族医药队伍中，先进的中医药学逐渐被满族贵族和满族知识分子接受和吸纳，原始萨满教衰退，萨满"跳神"消灾祛病被限禁。早期满族医学开始与萨满教逐渐分离，满族医学发展进入新的历史时期。

自努尔哈赤开始，清代帝王对药性和药理、治病用药都有了一定的认识，能够很深地理解医学和疾病。天命十年（1625），努尔哈赤对诸大臣和国人说："药之者，虽苦口能祛疾焉。"说明当时的文化阶层已有了一定的医学知识。天聪九年（1635），皇太极分析说："人身血脉，劳则无滞。"懂得了运动有益于血液流通和健康的道理，表明满族医学摆脱了以萨满巫医为主体的原始神秘阶段。随着专职医生的诞生，满族医学进入了全面发展时期。

清代注重医政药事管理。自清代建立开始，在借鉴金、元、明前朝吏治和医政管理制度的同时，建立了清代宫廷医政药事管理机构，实施医学教育和对医药有功人员奖励政策。清代设立的太医院与金、元、明朝不同，清代太医院，院使正五品，统领医药行政及医疗诸事。全国医官统一由太医院差派、考核、升降。官吏职责更加明确，清代首先将宫廷医学进行分科管理。御医、吏目、医士、医生各专一科。分大方脉、小方脉、伤寒、妇人、疮疡、针灸、眼、口齿、正骨等九科。

清代创建新满文。金时期创建的女真文字经过几个朝代的更替，没有延续而逐渐消失。努尔哈赤重新创建满族文字，为清代满族医药发展提供了条件。顺治、康熙年间，满族吸收汉族医学，整理翻译了大量中医药学历代名著。如：《雷公炮制书》《药性赋》《难经》《王叔和脉诀》《寿世保元》《孙思邈卫生歌》《经穴部位图》《延寿格言》《妇科疗法》，用以丰富满族医学宝库。编辑《医疗通书》《医宗金鉴》作为太医院投方取药的依据。这些措施不仅促进了清代的医药发展，而且对中医药传统医学发展作出了贡献。

清代名医辈出。满族入关尤其是入主中原以后，战乱时期多发的

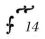

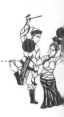

骨伤、外伤疾病和疮疡、眼疾等相对减少，各类富贵病开始发生。宫廷吸纳了大量的汉族医生入宫为官，发展了满族医药学，出现大批的汉族和满族名医和著作。如徐大椿著有《医学源流论》《伤寒论类方》等多部著作，名医陈修园著有《医学三字经》《时方歌括》等多部著作；满族名医边成章（1806～1880）著有《边氏验方》，正骨名医觉罗伊桑阿、满族地方骨伤科名医杜自明，著有《中医正骨经验概述》等。

顺治时期，满族医学全面发展。培养本民族医学通才，在继承本族膳食医药学的基础上，积极吸收汉、蒙、回等各族医学，乃至西方医学，逐渐形成了独具特色的满族医学。

五、现代满族医药

民国期间，满族医学随着社会在动荡，多数满族医家继承了中华医学宝库中的精华，当时著名的满族医学家有"尽得岐黄真传"的关永清、"医术精深"的方脉学家曹怀庆及一批针灸按摩、骨科等诸多名医。

新中国建立以后，国家对民族医药工作十分重视，投入大量资金和研究人员对民族医药进行抢救发掘和整理研究，取得了一定的成果。现在民间满族医生运用满族医技医法数十种，在医疗中仍使用脉诊、舌诊、指诊等诊断技术。治疗骨伤、外伤、寒湿病痛等北方常见疾病的方法简便易行，且有较好疗效。如：针灸按摩（搋、点、推、滑、搓）疗法、正骨疗法、拔火罐、药酒疗法、熏蒸、药浴、水泡、喷酒法、热熨法、热敷、冰敷法、雪疗法、温泉浴疗法、避瘟疫法、食物疗法、蜂蛰、药物涂抹等。这些方法仍在民间医疗保健中发挥着作用。

满族药物有300多种仍在应用。多数药物生长在我国北方，大部分是植物药，有部分动物药和矿物药。传统满族医生用药特点是就地采集、加工、炮制，使用鲜品药材、剂量大，用单味药多，复方较少。

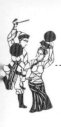

如：用鲜马齿苋捣烂外敷治疗蛇虫咬伤，煎煮饮用治疗肠炎腹泻；马勃粉外敷治疗外伤出血；茄秧煮水浸泡治疗手脚冻伤；血见愁治疗妇女月经不调、崩漏症等。

在养生保健方面有所发展。养生保健知识发展到乾隆时期就已经很成熟，曾有"十常四勿"，即：齿常叩，津常咽，耳常弹，鼻常揉，睛常转，面常搓，发常梳，足常摩，腹常旋，肛常提的"十常"和食勿言、卧勿语、饮勿醉、色勿迷的"四勿"养生方法，这些养生方法现在仍被广泛应用。满族适应北方寒冷气候的强身健体方式，如：射箭、赛马、跑冰鞋、滑冰车、抽冰嘎、雪地走等冰雪运动，也是适合全民健身运动的形式。

调研结果表明，目前在很多地方都有民间满族医生，北方各省满族医药的传承人居多。有的满族医生在传承中结合中医药理论，不断总结经验，丰富和发展了满族医药。在长期繁衍生息过程中，满族民众积累了丰富的防治疾病经验，留下许多偏方、验方，至今仍然发挥着重要作用。满族医药的研究开发成果显著，满药核桃秋治疗癌症有效药物成分研究等满族医药研究得到了充分肯定。

满族医药的历史始终是伴随满族发展历史在发展和演变。满族在民族发展过程中积累了宝贵的医药学经验和知识，满族医生对人与自然的关系及趋利避害的调治，对自然药物（包括植物药、动物药、矿物药，统称草药）的认识和利用，对各种疾病的诊断和治疗方法，丰富的养生经验，都是祖国医学宝库的宝贵财富。目前传承的满族医药知识和经验技术已经融合了中医学理论，运用满族医技医法的大多是民间医生，以及满族家族传承人。研究开发满族医药的机构、医药企业相对较少，满族医药口传心授的传承方式，给发掘整理研究带来很大困难。民族医药作为非物质文化遗产加以保护有着重要意义，抢救整理挖掘研究满族医药任重道远。

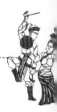

主要参考文献

［1］脱脱，等撰．金史［M］．北京：中华书局，1975.

［2］齐涛主编．邱国珍著．中国民俗通志·医药志［M］．济南：山东教育出版社，2005.

［3］陈永龄主编．民族词典［M］．上海：上海辞书出版社，1987.

［4］郭淑云主编．原始活态文化——萨满教透视［M］．上海：上海人民出版社，2001.

［5］奇文瑛著．满－通古斯语族民族宗教研究——宗教与历史［M］．北京：中央民族大学出版社，2005.

［6］富育光主编．图像中国满族风俗序录［M］．济南：山东画报出版社，2008.

［7］崔箭，唐丽主编．中国少数民族传统医学概论［M］．北京：中央民族大学出版社，2007.

［8］奇玲，罗达尚主编．中国少数民族传统医药大系［M］．赤峰：内蒙古科学技术出版社，2003.

［9］孙静著．满族民族共同体形成历程［M］．沈阳：辽宁出版社，2008.

［10］梁俊编著．中国古代医政史略［M］．呼和浩特：内蒙古人民出版社，1995.

［11］诸国本．"民族医药作为非物质文化遗产加以保护的重要意义［J］．中国民族医药通讯，2007（5）.

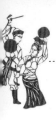

第三章　满族医药特点简介

　　满族医药是我国传统中医药学的重要组成部分。满族是我国北方地区的少数民族，满族医药是满族人民长期在长期的生产生活实践中积累的医药知识和治疗经验。满族民族崇尚自然、顺应自然，满族萨满在应用和传承医药知识和医疗方法的过程中发挥了重要作用，满族医药蕴含在满族文化和民俗中。满族民间医药知识和医疗经验，氏族内传承成为满族医药传承的动力。

　　满族医药产生和发展与满族历史紧密相连。满族兴起并建立统治政权以后，社会经济发展，多民族共同体形成，多民族文化融合，促进了满族医药的发展。朴素的满族传统医药开始吸纳蒙、朝、回等少数民族医药经验，大量吸纳中医药经典理论和治疗原则。主要表现在满族宫廷医药逐渐向中医药全面融合，从满族清代历史和宫廷医案《清宫医案》等皇家医事中可以得到验证。

　　通过对现有满族医药文献、学术研究信息整理、研究，和对满族医药在满族生产生活中应用情况的走访调研结果归纳梳理，经过综合分析，满族医药的表现形式和内容主要有萨满医药、民间传统疗法、民间传统医药、宫廷医药、养生保健等方面。满族医药的特点主要表现在以下方面。

一、医学理论体系方面

　　满族民间医疗技术和医药经验主要是以口传心授的方式传承，医

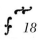

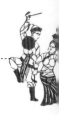

学专著、文献中记载较少。满族宫廷医药，崇尚中医经典理论，大量吸纳中医药知识和经验，并逐渐融入中医药学理论体系中。

二、满族民间医药传承方式

满族民间医药主要体现在满族文化、宗教信仰、生活习俗中。满族是信仰萨满教的北方少数民族，萨满教以口传心授的方式在萨满中传承，满族萨满又是早期满族医药的主要应用和传承人，在满族历史上萨满医药现象是满族医药的特色之一。

三、满族医药与满族文化相融合

满族文化和满族民俗内容众多，大量的满族医疗保健知识和经验蕴含在满族文化和满族习俗中，在满族民间应用流传。

四、满族医药具有明显的地域性

满族是北方少数民族，长期居住在气候寒冷的长白山地区和黑龙江流域，当地动植物药材资源丰富，满族是崇尚自然并能合理利用自然资源的民族，满族医药带有明显的北方民族特性。所用于保健和治疗的动植物药材和其他物质都是来源于当地。如满族常用的冰雪保健、食用山珍野菜就是典型的北方少数民族医药特点之一。满族所患各种疾病也与居住的自然、地理环境，寒冷气候，生活习俗密切相关，多患风寒湿冷所致北方常见疾病，解决这些问题，满族医药的特点突出。

五、用药和治疗方法

满族医药医疗保健所用药物均以当地所产药材和其他可利用资源为主。所用药材，就地采摘，以鲜活为主，药材炮制加工方法简单，不过度加工。在使用中多是以民间验方、土方、单味药为主，如人参、

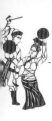
田鸡油、五味子等药物，直接泡酒或煮食，或加入食物中加工食用。满族民间还有用饮食调理的习惯，如食用山野菜、浆果、菌菇等食物。满族的治疗方法较多是针对北方常见病方面，如雪疗法、冰敷法、温泉洗浴、酒喷法、热熨法、正骨疗法等。

六、满族对疾病的认识

满族早期对疾病发生发展的认识朴素初浅，由于满族信奉萨满教，多神崇拜，女真时期认为患病主要是冲撞神灵，这是对病因最原始的认识和理解。随着历史的发展、文明的进步，满族对疾病的认识逐渐加深。如：认识到气候和环境变化是导致疾病的外因，风寒湿热等因素会导致机体发生各种疾病，污浊瘴气可引起瘟疫（天花）等传染疾病，不良性行为可以引起性传染病，不卫生习惯可以导致孕妇和婴儿患病等。这些病因的认识为满族医药合理使用提供了一定的依据。

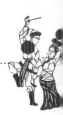

第四章　满族民间医药治疗常见病

　　满族先人长期居住在我国北方黑龙江流域和长白山山脉一带，气候寒冷，冬季长，夏季短，生存环境十分恶劣，主要以原始渔猎农耕为主，所患疾病多与北方的气候和生活环境密切相关。早在中医经典《黄帝内经·素问·异法方宜论》中就指出："北方者，天地所闭藏之域也。其地高陵居，风寒冰冽。其民乐野处而乳食，藏寒生满病……"精辟地阐述了北方疾病的成因。满族在生产生活实践中积累了很多适应生存环境防治疾病的经验和方法，早在满族首领阿骨打建立金王朝时已对医药知识有了初步的认识。努尔哈赤时期中原汉文化的全面融入，促进了满族吸纳先进的中医药理论和医药技术，满族民间医药也在本民族习俗的基础上吸纳了中医药和北方其他少数民族医药经验和医疗技术，长期地不断地丰富和发展。满族民间医药防治北方常见病特点更鲜明，主要是因地制宜，利用长白山地区丰富的动植物药材资源，就地采集，即时使用，药材鲜活。治疗中多用单味药，即便验方药味也较少，方法简便易行，至今仍在民间广为传承和应用。

一、适应气候条件，就地取材，防治因气候寒冷引发的疾病

　　满族先人居住的长白山地区，天气多寒冷，极易外感风寒，出现头痛、发热、咳嗽、鼻塞不通或鼻流清涕等症。治疗方法用东北贯众（别名：野鸡膀子、绵马林毛蕨）水煎服或用贯众加醋、糖煮汤口服；或用北细辛（满语名：那勒赛浑）全草干品研细末，少许吹入鼻中，

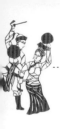

治疗外感风寒感冒鼻塞不通；如咳嗽、咽喉肿痛、口干、目赤，用大力子（别名：牛蒡子，满语名：阿巴胡查打）水煎服治疗，或用山菊花（别名：北菊花，满语名：波吉力依勒哈）水煎服；鲜薄荷（别名：升阳菜，满语名：法尔萨）水煎服。

因寒冷气候引起的咳嗽、气短、胸闷、呼吸不利等慢性气管病变，满族用五味子（别名：山花椒，满语名：孙扎木炭）水煮鸡蛋，每次服用鸡蛋 1~2 个，或五味子、白矾等份研细末开水冲服或用煮熟的猪肺蘸药服用，每日 2 次。或将鸡蛋装入蛤蟆（别名：蟾酥，癞蛤蟆，满语名：蛙克山）腹内后用泥包裹或放入瓦罐中烧至鸡蛋熟后服用鸡蛋，每次 1 个。现在满族治疗慢性气管炎：取活蟾蜍去头、皮和内脏，焙干研末，以猪胆汁浓缩液与面粉等量混和，用文火炒松后研末，将蟾蜍粉与猪胆面粉按7∶3的比例混和均匀，每次 5 分，每日 3 次，饭后送服。10 天为 1 个疗程，共 2 个疗程。也有用冬眠期蟾蜍 1 只，白矾 3 钱，大枣 1 枚。将白矾、大枣塞入蟾蜍口内，阴干焙黄，研细末，成人每日 3~6g，1 次或分次用温开水口服，连服 30 天。也可用满山红根（满语名：拿尼库热）水煎服，暴马丁香花或果水煎服（满语名：依涅厄殿）。治疗哮喘重者用蚯蚓（别名：地龙，满语名：波屯）干燥品研成细末，温开水冲服，每次 5g，每日 2~3 次。痰多气喘用杏仁、桔梗（别名：苦桔梗，满语名：捋 lū 车）各 15g，五味子 10g 水煎，分两次口服。咳嗽黄痰量多用玉竹、黄精、知母等份水煎服（玉竹：别名萎蕤、葳蕤，满语名：昂弟库热）或土贝母水煎服；野百合花（满语名：昂达哈）或根茎水煎服；蛇胆少量温水冲服；萝卜子水煎服。午后低热、干咳、咳血用百合根茎加冰糖适量煮食；也可用鲜马齿苋（别名：蚂蚁菜，满语名：叶洛少给）煮水，去渣，留药汁加蜂蜜冲服。

小便不利、水肿、尿频、尿急、尿痛、尿血用刺儿菜（别名：小蓟）水煎服；活地龙捣汁过滤后冲服治疗小便不通症，或分别用鲜石韦（别名：长柄石韦）、黄花菜（别名：金针菜）、浮萍（满语名：英

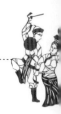

生力沃而霍）、车前草（别名：车轱辘菜）或车前子、金钱草水煎服。

感受风寒腰腿疼痛用虎骨（满语名：塔什哈）或用鹿骨等其他动物骨代替，加天麻、人参、鹿茸、枸杞子、灵芝等泡酒，每日 25ml 口服；或透骨草、北五加皮水煎服；黄柏（别名：黄波萝树，满语名：勺浑炭古）、苍术等份煎水服；走马芹（满语名：达乌里当归）水煎服；山葡萄藤煮水，每日当茶饮；暴马子（满语名：依涅厄殿）水煎服；冬青（杨树、桦树、榆树均可）水煎服；外用北细辛鲜全草捣烂外敷疼痛处；爬山松（满族名：阿叉）水煎熏洗或熬制成膏剂帖敷患处。腿抽筋用活蚯蚓加胡黄连水煎服。

二、适应生存条件，因地制宜，防治脾胃病

满族先人由于生产生活条件限制，多患有胃脘疼痛，大多用大力子茎叶煎水服；或用猴头蘑或蕨菜（别名：猫爪子）水煮食用；园枣子（别名：猕猴梨，满语名：奇尔库恒克）鲜品加红糖煮水或直接口服。治疗呕吐用鲜芦根水煎服；腹胀用萝卜（红萝卜、青萝卜，满语名：木耳萨）煮汤服用，现在萝卜多用于腹部手术或产后促进肠蠕动排气。肉食过多腹胀、腹痛用山里红（别名：山楂）煮水服。

大便干燥或便秘用蜂蜜口服每次 10ml；或用生地黄、当归、火麻仁制成栓剂，纳入肛内，以通导大便。用松子仁（别名：海松子）口服或用松子油每次口服一汤匙、火麻仁（别名：大麻仁）捣烂水冲服，也有用芒硝（满语名：白龙粉）少许温开水冲服或配药用。

腹痛、腹泻、里急后重，或大便有脓血，用蚂蚁菜（别名：马齿苋，满语名：叶洛少给）鲜茎叶水煎服。饮食积滞、脘腹冷痛、水肿胀满、泄泻、痢疾，用大蒜（别名：胡蒜，满语名：蒜达）烤熟或直接口服；用野罂粟（别名：大烟花、米壳）全草水煎服；也可食用薤白（别名：小根蒜，满语名：niyanara）；刺梅根（满语名：卡库特）水煎服。泻后腹痛用天仙子（别名：莨菪子）水煎服。治胃寒气滞之

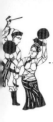

脘腹胀满、胀痛，用高良姜、砂仁、木香水煎服。若治胃肠气滞、泻痢、里急后重，用高良姜与木香、枳实水煎服。

痔疮便血、脱肛用地榆（别名：黄瓜香）水煎服或用蒲黄碳（满语名：沃无吉哈）水冲服。外痔出血用刺猬皮（别名：豪猪配）焙干研末外涂治疗；锉草（别名：木贼、接骨草，满语名：木车日贺）烧制成炭外敷患处。

三、妇科疾病多用药膳疗法

月经不调、崩漏等妇科病，满族民间用血见愁（别名：八角灰菜，满语名：申给沙奏）鲜茎叶煮鸡蛋服食，或单味水煎服；仙鹤草（别名：脱力草）、益母草等份水煎服。月经期小腹冷痛、腰痛，用小茴香（别名：土茴香）子水煎服；或鹿胎与红糖水煎服，或用鹿胎焙干研末红糖水冲服。乳房肿痛用鹿角研末，水煎服或用鹿角霜冲服。妇女习惯性流产用菟丝子（别名：龙须子）与大枣同煮水煎服。妇女早产或产后虚弱无力用哈什蟆（东北林蛙，满语名：朱蛙里）煮鸡蛋，每日1个口服；人参、大枣煮水饮；猪胎白水煮熟食用。治疗妇女血虚症用鹿血煮熟或制作成鹿血糕口服；蛤什蚂油少量用水煮，每日口服。产后乳汁不通用鲫鱼、鲇鱼、鲶鱼、猪蹄煮汤口服（鲫鱼别名：鲋，满语名：名翁郭顺）（鲇鱼别名：额白鱼）。治疗产后腹痛用刺猬胆，黄酒冲服。气血亏损，久病虚弱用人参（又名：棒棰，满名语：奥汞达）单独或加黄芪装入鸡膛内煮熟，服食鸡肉和汤。

四、外科疾病善用外治法

跌打损伤、腰腿扭伤用土三七（别名：菊三七、旱三七，满语名：贝兰拿旦）鲜茎叶捣烂外敷损伤处，或用土三七适量煮鸡蛋，口服食鸡蛋及汤液；用山丁子（别名：山荆子）水煎服；马尿骚（别名：接骨木，满族名：那热特）水煎服；水蛭（别名：蚂蟥，满语名：密达

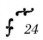

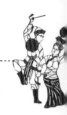

赫）研细末黄酒冲服。外伤出血止血用马勃粉（别名：马粪包，满语名：克库尼担嘎逆）外涂出血伤口处；用棉花烧灰外敷出血处；万年青烧炭外涂；蒲棒粉（满语名：沃无吉哈）炒制成碳外敷出血处或水煎口服。

手脚冻伤用松子油脂外涂冻伤处，辣椒煮水或用茄秧煮水浸泡手脚。轻度烫伤用鸡蛋清或东北大豆酱外涂治疗，用香油外涂烧烫伤处治疗烫伤；烧伤用獾子油外涂烧汤伤处。

蚊虫咬伤用鲜马齿苋捣烂外敷咬伤处，鲜紫花地丁（别名：地丁）捣烂外敷或水煎服，鲜天南星汁外涂。治疗蜂蛰伤用斩龙草（别名：羽页千里光，满语名：西厄里汗）鲜品捣烂外敷患处或全草煎服。

皮肤瘙痒用蛇皮（别名：蛇蜕、长虫皮）、白鲜皮、苦参、防风等份煮水擦洗瘙痒处；苦参煮水擦洗；野韭菜（别名：莎草，满语名sifamaca）煮水擦洗瘙痒处；雄黄（满语名：阿梅混）研末水稀释后涂擦瘙痒处。

臁疮腿、肿毒用癞蛤蟆1只，黑胡椒7粒，鲜姜1片，装入去掉内脏的蛤蟆腹中，用瓦罐焙干后，研细末，外敷疔毒和臁疮腿患处；或用熊油外涂臁疮患处；鲜蒲公英（别名：婆婆丁）捣烂或熬煮浓缩成膏外敷患处；鲜地丁捣烂外敷；线麻根（别名：萱麻，满语名：沃楞）捣烂外敷或水煎服。治疗疖癣用狼毒草捣烂或浓缩成膏外敷。痈疮疖肿可用山苏子水煎服，山胡萝卜（别名：牛奶子）水煎服等等。

总之，近年来国家加大了对民族医药整理挖掘的投入，民族医药从文献的整理到验方的研究都受到了高度重视。一些满族民间确有疗效的验方已经被研究开发，如降血压、降血脂的药物等。还有的医药企业与国外合作，联合开发研究，如根据满族民间用长白云芝（别名：木鸡）水煎服或研末冲服治疗慢性肝炎或胆囊炎的经验，研究开发制成治疗肝病新药。成药有复方木鸡颗粒，用于治疗肝病。主要成分有云芝、核桃楸皮、菟丝子、山豆根等满族民间常用药。这些民间验方的研究开发产生了巨大的经济效益和社会效益。

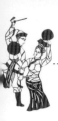

本文所述满族民间医药治疗北方疾病内容仅为全面整理研究满族医药提供参考。满族民间医药治疗北方疾病的历史久远，内容丰富，植根于民间群众之中，世代传承至今，说明了满族民间医药的宝贵价值。发掘、整理研究和开发满族民间医药，对保障人民群众的健康和防治疾病有着十分重要的意义。

参考文献

[1]《黄帝内经·素问》

[2] 严仲恺，李万林主编. 中国长白山药用植物彩色图志［M］. 北京：人民卫生出版社，1997.

[3] 吴榜华，等主编. 东北木本药用植物［M］. 北京：中国林业出版社，1994.

[4] 姜大成主编. 中国林蛙与蛤蟆油［M］. 长春：吉林科学技术出版社，2006.

[5] 全国中草药新医疗法展览会资料选编. 辽宁省新华书店发行，1972.

[6] 陈永龄主编. 民族词典［M］. 上海：上海辞书出版社，1987.

[7] 奇玲，罗达尚主编. 中国少数民族传统医药大系［M］. 赤峰：内蒙古科学技术出版社，2003.

[8] 崔箭，唐丽主编. 中国少数民族传统医学概论［M］. 北京：中央民族大学出版社，2007.

[9] 富育光主编. 图像中国满族风俗序录. 济南：山东画报出版社，2008.

[10] 齐涛主编. 邱国珍著. 中国民俗通志·医药志［M］. 济南：山东教育出版社，2005.

[11] 曹培林，等主编. 常见病的中医预防［M］. 北京：中医古籍出版社，1992.

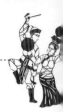

附：《金史》药物拾遗

草本植物药

防风、薄荷、细辛、麻黄、黄柏、紫草、苏木、马蔺花、灯草、心红、香茶、无心草。

果实类药

五味子、香附子、茱萸、枸杞、栀子、白牵牛、白蒺藜、茴香、天南星、御米壳、皂角、香附子、圆眼、生姜、乌梨、零陵香、木瓜、乌梨、金橘、橄榄、芭蕉、荔枝、温柑、橘子、砂糖、茱萸梳、龙门椒。

树脂类

安息香、松明、松脂、松脂、白胶香。

根茎类药

黄连、甘草、苍术、人参、白附子、大黄、芎䓖、半夏、独活、羌活、天麻、升麻、秦艽、骨碎补、白芷、荆三棱、泽泻、天南星、半夏、紫团参。

动物药

地龙、五灵脂、全蝎、阿胶、钱虾蟹、乾鱼、白驼、白兔、鼠毫、白鼠皮、乾鱼、蜜蜡、沙鱼皮。

矿物药

绿矾、朱红、滑石、代赭石、白龙骨、白玉石、井泉石、碾玉砂、

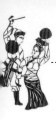

石绿、盐、玳瑁鞍。

其他药

百药煎、捞盐、解盐、师姑布、不灰木、地蕈、芥子煎、零陵香、沧盐、蔺席、庵珣子、龙门椒、犀象、丹砂等。

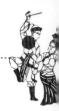

第五章　满族医药传统疗法

　　满族是一个历史悠久的民族，独特的地理环境、生活方式、宗教信仰等造就了满族医学，在其发展过程中吸收了中医、蒙医及其他北方少数民族医学的有益经验，形成了自己的用药规律和治疗方法。世代相传的满族传统疗法是满族医学中的瑰宝，简单易行，实用性强，功效显著，至今仍有其积极意义。现将火燎、热烘、气熏、艾灸、冰敷、雪疗、海水浴、温泉浴、放血、血敷、吸吮与虫噬、针灸、手法、运动等满族医学传统治疗方法作简要介绍。

　　1. 火燎法

　　火燎法是以艾叶等药物作为篝火燃料，一般是数堆篝火交叉排列，治疗者带领患者在篝火周边跑跳或者从篝火上越过，烘烤患处；也可架火烘烤全身或某一部位。火燎法是一种集运动、药物、物理的三联疗法，篝火产生的温热刺激本身就可以祛除寒邪，艾叶更具散寒止痛、温经通络的作用，加之患者在篝火边不断的跑跳运动，增加了发汗散寒、舒筋活络的作用。三者相辅相成，起到发汗解表、散寒祛湿的作用，常用来治疗风湿痹证、风寒表证等。

　　2. 热烘法

　　热烘法是将患者放在铺有皮子或褥子的火炕上，在患者身上覆有柳条编的半圆形罩子或厚被，仅露头脸，患者受热炕和热气熏烤，以达到发汗解表、扶阳散寒的作用，常用于治疗风寒表证。若患者汗出

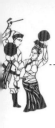

不畅，可以指定患者亲属在热炕上抱紧患者，上覆厚被，以健康人的阳气助患者发汗。使用热烘疗法时，治疗者应当掌握好火炕的温度、热烘的时间及铺盖被褥的厚度，防止老年人、长期卧床或偏瘫等行动不便、感觉障碍的患者烫伤或汗出过度。

3. 气熏法

气熏法是将艾叶、狼毒等药物置于大锅内煎煮，以水汽氤氲为度，在锅上方架床，使患者既能受到药物熏蒸又不致过热灼伤皮肤。患者卧床上，以热气熏蒸患部，身上盖上棉被以助汗。气熏法使药汽由肌肤腠理进入身体并作用于患部，起到散寒、解毒、化痈疗疮的作用。常用于邪气郁于腠理的痈、疮、肿、毒等皮肤疾病或伤寒等病证。

4. 热熨法

早期满族热熨法是用火烧烤新鲜湿润的柳枝，使其截面流出液汁治疗兽虫抓咬伤，此后发展了艾灸、热袋、热熏疗法、熏蒸、拔火罐等更多的热疗方法。热熨是将沙土、盐、米、酒等物加热后装入口袋或直接置于患处。常见的满族热袋疗法是用盐炒热装入布袋覆盖患处，治疗风湿寒痛证，还有将沙土炒热，把患病关节埋入沙土中，治疗关节疼痛。热熨法散寒通络，具有良好的止痛效果，常用于局部关节的寒湿痛证，也可用于外伤疼痛等。

热熨疗法在实践过程中不断地发展，已经由简单的沙土、盐、米等热熨逐渐发展为中药组方热熨，大大扩展了热熨法的功效和主治范围，提高了热熨法的疗效。近年来，有研究者将电、光、磁等现代科技手段应用于传统医药疗法中，中药电熨疗法就是其中之一，将电、热、药三者有机整合，发挥了协同效应，收到了较好的临床疗效，为传统医疗方法的发展拓宽了思路。

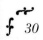

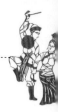

5. 艾灸法

满族很久以前就有利用北方地区艾蒿进行保健疗伤的历史，满族主要用艾灸治疗风湿寒痛证。满医艾灸与中医艾灸类似，但用药用法有所差异。满医艾灸常常选用多年陈蒿，除艾蒿以外还常选用狼毒草、爬山松等药物。满医使用灸法用量较大，使用艾蒿灸灼患者穴位、关节、患处，以患处发热汗出为度，起到温阳散寒、祛风除湿、通络止痛的作用，常用于治疗风湿痹证。现今艾灸方法也是中医针灸师常用的治疗和保健方法之一，民间群众中也有使用者。

6. 冰敷法

冰敷法是用冰块置于患者身体四周特别是头部周围，以达到退热降温、泻火醒神的目的，常用于治疗高热、昏厥的病人。现代研究表明，低温有助于降低细胞需氧量，促进毛细血管收缩，减少出血，抑制炎症反应等作用，非常利于高热神昏的患者康复。满族先人早期用动物膀胱盛冰，敷其肿胀伤口消除肿胀疼痛，置头部解热降温。现今用冰袋缓解运动引起的肌肉疼痛和患者高热的做法仍在使用。此外，满医还有让患者食用冰块的疗法，以"冰敷"脏腑，清热泻火。满医冰块的制作也非常有特色，满医根据患者病情选用适当的药物，大多是单味或几种，熬成汤剂，再将其冰冻成块，制成"药冰"服用。从当前来看，这种"药冰"疗法是有着积极意义的，给我们以新的启示。这种"药冰"可以作为一种新的养生保健产品开发，使之既有较好的口感又具有清热祛暑、泻火解毒等保健功能，将其开发成如凉茶、龟苓膏一类为人民群众所喜爱的保健食品，使之产生良好的社会效益和经济效益。

7. 雪疗法

雪疗法是用雪搓身、按摩、洗面，也常以雪化水饮用。雪疗的用

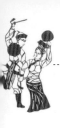

雪以常年不化的"北雪"为佳，雪色晶莹洁白，没有污垢。以雪搓身具有活血、润肤、抗寒的功能，能够祛病强身，增强体质；饮用雪水有清热解毒的作用，主要用于治疗时气瘟疫、丹毒、小儿惊痫狂热等病。

满族世代居住在冬季时间长、气候寒冷的北方，在长期与大自然和疾病抗争的生产生活实践中，积累了丰富的利用当地冰雪资源来进行养生保健和治疗疾病的集养生保健与医疗为一体的各种方式，形成了满族特有的冰雪文化。冰雪的保健医疗作用，《本草纲目》中称，腊雪，甘、冷、无毒，可解一切毒，治天行时气瘟疫，小儿热痫狂啼。大人丹石发动，酒后暴热，黄疸……。满族用雪搓擦来缓解和治疗身体冻伤部位的做法，现在北方民间紧急情况时也有使用，满族还有用雪给婴儿擦身祛病的说法。《黑龙江述略》说，冬雪外出，耳轮辄以皮囊之，否则冻欲死，然以雪沃之，则回暖如旧，不觉其痛。

8. 海水浴法

海水浴法是在海水中洗浴用以治疗皮肤疾病、保健强身的疗法。海水中含有氯化钠、氯化镁、硫化镁等多种无机盐和微量元素，有益于皮肤病的防治。同时在沐浴的过程中，海水较大的浮力和有节律的自然波动作用于人体，起到通经活络、消肿止痛的作用。此外，海水浴还可以享受日光浴和海风浴，并欣赏优美的海滨风光，增强体质，舒畅情致，从而达到强身祛病的作用。

9. 温泉浴法

温泉浴法与海水浴相近，是利用泉水洗浴治疗疾病的方法。满族的发祥地长白山附近多温泉，满族很早就认识到温泉的保健治疗作用，满族称之为"汤泉"，清朝几代皇帝都喜爱温泉洗浴。这些北方温泉中含有多种对人体有益的矿物质，在适宜水温的作用下，使用温泉浴具有舒筋活络、活血化瘀、消风止痛、解除疲劳、放松身心的作用。

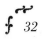

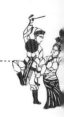

常用于治疗风湿痹证、皮肤病、神经系统疾患等。此外，由于温泉的浮力较大，可以较好地抵消人体的重量，利于偏瘫等行动困难的患者在温泉中进行康复锻炼。在温泉浴时还可以根据不同的疾病在泉水中浸泡一些药物。温泉洗浴发展至今已有更多开发和创新，有在温泉中加入具有保健功效药物进行药浴治疗，有用现代科学技术来增加保健或治疗功效的，现在长白山地区服务功能齐全的现代温泉疗养机构众多。根据温泉的特性，配合药浴将其与现代康复技术和器械相结合，在温泉中使用进行康复治疗已经成为现代温泉浴疗法的发展新方向。

10. 放血法

放血疗法用皮条将患者上臂扎紧，将针刺入肘间动脉，针拔出后，血即流出，这时将皮条解开，让血缓流片刻，再将血止住。放血疗法具有活血化瘀、消肿止痛、泻热解毒等作用，用于治疗跌仆损伤、气滞血瘀、痈疮肿毒等病证。

11. 血敷法

血敷疗法是满族人民在长期狩猎实践中总结出来的，是先将疮痈成脓溃烂之处剜除、刮净，再将新鲜野兽的血肉敷于患处，待长出新肉、创口愈合后再将兽肉揭下。血敷法有祛瘀生新、消肿止痛的作用，用于痈疮肿毒、外伤等的治疗。

12. 吸吮与虫噬法

吸吮与虫噬法是用嘴吸出患者患处的毒汁、脓血。吸吮法主要用于毒蛇咬伤、毒虫叮咬、疔疮脓毒等危急重病，若不及时救治就可能危及生命。虫噬是主要用水蛭吸吮病人身上的毒汁、瘀血、脓汁等，因为水蛭有破血逐瘀的功效，更能促进毒血外流，祛瘀生新。虫噬法是在吸吮法的基础上发展而来的，常用来治疗毒蛇咬伤、疔疮脓毒、损伤瘀血等。

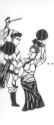

13. 口喷法

口喷法是治疗者用内功将酒、水、药物等从口中猛喷出来，冲击患者身体穴位或患处而治疗疾病。口喷法讲究内功修养，要求治疗者长期坚持气功练习，熟练掌握口喷技术，使喷力、喷速及内气等达到相当程度。口喷法根据喷出液体的不同，治疗作用也不尽相同：喷泉水、井水有清热解毒、消肿止痛的功效；喷热水、喷酒有舒筋通络、活血止痛的功效；喷药则依病情的不同，随证选药，例如风寒痹证常以艾叶泡水喷之，起到散寒通络的作用。口喷的应用范围较广，如痈疮肿毒、中风不语、窍闭神昏、骨折外伤等，随证选择喷物、喷位、喷力等。

14. 针刺法

针刺并非满族特有的疗法，但满族在长期应用实践中形成了自己的用针方法和特色。满族针刺用针较粗且长，以往材质多为银制，近代则多为合金制成。选穴上有自己的独到之处，一般选穴较少，常用一些独特穴位，其效甚著，如《吴氏我车库祭谱》中记载的"萨满七十二穴"等。

15. 徒手疗法

徒手法是中医常用的治疗方法。满族有自己独特的手法，如揪、捏、掐、拧、转等手法作用于穴位、关节、疼痛点等以治疗疾病；挤、刮等方法使皮肤局部充血，达到平衡阴阳、疏通气血的作用。此外，满族正骨手法吸纳了蒙、汉及其他少数民族的有益经验，功效显著，清代的伊桑阿、德寿田等骨伤科医生均为其中代表。

16. 运动疗法

满族是善于运动的民族，在严酷的自然环境下，满族人民在狩猎、

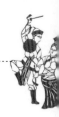

挖参、采摘等活动中锻炼了强健的体魄。治疗者常常带领患者舞蹈、歌唱，在运动过程中疏散筋骨、通畅血脉、强身健体，同时用咏唱鼓励患者增强战胜疾病的信心，疏导患者的情志。患者通过唱和抒发愤懑，从而对疾病特别是情志疾病起到积极的作用。

17. 药酒保健法

满族自古喜爱饮酒，并用酒抵御寒冷和消除疲劳，这一习俗不断得到发展，用酒浸泡药物制成有各种保健和治疗作用的药酒饮用或外用最为常见。满族药酒中多用长白山地区盛产的人参（满语名：奥汞达）、灵芝草（满语名：沙炳阿参）、鹿（满语名：布呼）鹿茸、鹿鞭、鹿尾及其他鹿产品、虎骨（满语名：塔什哈，现今已经不再使用，改用其他饲养动物的骨骼代替）、五味子（满语名：孙扎木炭）、天麻、不老草等药材。满族传统正骨方法和治疗肌肉扭伤时先口中含酒用力喷患处后再施以治疗。用药酒治疗跌打扭伤有将酒点燃后沾热酒按揉搓患处至发热，起到舒筋活血、治疗肿胀疼痛和保健作用等。

总之，满族传统治疗方法有着丰富的内容，其中一些方法已经汇入到中医治疗方法中，但仍有许多极具特色的疗法等待我们继续挖掘整理、深入研究。下一步应当进一步加强田野调查，充实已经掌握的材料，挖掘新的传统疗法；同时随着传统满族医药的发展，我们应当积极探索传统疗法与现代科学技术成果有机结合的新途径，使古老的满族疗法不断发展，适合当代人民群众的健康需求，使古老的满族传统治疗方法焕发出新的青春。

参考文献

[1] 郭淑云. 充满神秘色彩的北方民族原始医药学［J］. 西北民族研究，1998：2.

[2] 脱脱，等撰. 金史［M］. 北京：中华书局，1975.

[3] 陈永龄主编. 民族词典［M］. 上海：上海辞书出版社，1987.

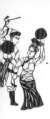

［4］齐涛主编．邱国珍著．中国民俗通志·医药志［M］．济南：山东教育出版社，2005.

［5］陈可翼主编．清宫医案研究［M］．北京：中华书局．

［6］奇玲，罗达尚主编．中国少数民族传统医药大系［M］．赤峰：内蒙古科学技术出版社，2003.

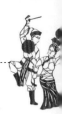

第六章　满族针灸概述

　　满族医药源远流长，蕴藏着丰富的内容，除了运用药物丸、散、膏、丹因病施治之外，还有很多常用简便的治疗方法。满族针灸疗法就是在反复实践的基础上吸纳了中医针灸学理论和技法逐步形成的。许多有效的防治疾病的经验和方法在医疗实践中逐渐积累并传承。

一、早期的满族针灸

　　满族先人世代生活在我国北方地区，满族医药的发展与演变始终与满族历史发展过程和萨满教文化密切相关。满族针灸是满族医药的重要组成部分。满族先人信奉萨满教，崇尚巫祝，相信神灵可以驱除邪恶、消除疾病。萨满史上称萨满为"撒蛮"，又称巫师，萨满完成和传递神灵的旨意。满族祛病消灾主要依靠萨满（巫师）。萨满则为人们与鬼神交往充当神媒，实施巫术。满族氏族部落后期，一部分满族萨满逐步掌握了一些医药知识，萨满在为族人祛病祈福、招神、驱邪时开始使用满族先人积累的某些药物和治疗方法，给病人口服或外用一些药物，有时为了提高治疗效果，还会使用一些简单的针灸疗法。满族历史进入金统治政权时期，满族萨满已经初步掌握了包括在药物的采集、加工、应用，针灸按摩等多种方法，用来预防和治疗北方常见疾病。萨满充当了医疗活动的重要实施者和传承人，用口传心授的传承方式不断地积累发展着医药知识和治疗经验，为民族生息繁衍、健康保健、祛邪治病发挥着重要的作用。

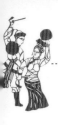

二、满族针灸的发展

1115 年满族建立了金朝统治政权，满族共同体日益形成，封建制的生产关系逐步建立起来。随着满族由北向南大量迁徙，多民族杂居共处，加深了满族与汉族及其他少数民族的相互交融，接触和吸纳中原汉民族和其他少数民族的先进文化和技术，满族对萨满教的信仰、对萨满的依赖开始逐渐弱化。满族民族文化的进步，促进了满族医药的发展。1127 年金灭亡北宋继续南迁，并在开封建都（史称中都）。金代借鉴宋朝的医政管理制度建立了自己的医政管理机构和制度，重视和提高医生地位和待遇；同时大量招纳汉民族和其他民族的医药人员，充实满族医药队伍，开展医学教育，推崇名医，上承隋唐北宋，传承和发展历代医药学术成果，整理古医书籍。满族医生吸纳汉族，蒙古族、朝鲜族等其他少数民族医药知识，应用到临床治疗实践中，金元时期诞生了大量具有学术代表性的医学名人。《金史》中不仅记载了金时期的"金元四大家"对疾病的诊断、辨证治疗、灵活用药等高超医术，还记述了一批名医对医药学的贡献，如"李庆嗣，洺人，所著《伤寒纂类》四卷、《改证活人书》三卷、《伤寒论》三卷、《针经》一卷，传于世"。

金时期已经有了使用金丹、敷药、艾灸等防治疾病的方法，如《金史》中记载："司农少卿张用章以行户部过宿，塔饮以酒。张辞以寒疾，塔笑曰：'此易治耳。'趋左右持艾来，卧张于床，灸之数十。"可见运用艾灸治疗"寒疾"已相当普遍。

1616 年元朝灭亡，满族在赫图阿拉城（现辽宁省新宾县）建国，定国号"大金"。1636 年（崇德元年）改国号"大金"为"大清"。1644 年满族入关定都北京。满族贵族吸纳汉族和蒙古族等人才参与朝政，强化了多民族文化的融合。大量的汉族和蒙古族医生加入满族医药队伍，满族对疾病的认识和预防治疗技术逐步提高。萨满教和萨满

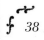

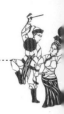

的驱邪消灾形式在宫廷贵族中受到严格的限制并逐步走向衰落，宫廷专职医生诞生，满族医药开始与萨满教逐渐分离。

清代在延续金元医政和医疗管理制度的基础上，设立了医疗专业机构太医院，还将宫廷医学进行分科管理。乾隆五十八年（1793）特简满洲管院事王大臣一人，主持院事则设院使正五品，左、右院判正六品，俱汉一人。其属设立御医、吏目、医士、医生各专一科。分大方脉、小方脉、伤寒、妇人、疮疡、针灸、眼、口齿、正骨等九科。在医政管理中满族针灸明确设立为独立学科，可见针灸医疗技术当时在满族医疗活动中发挥的重要作用和地位。

清代重新创建满族文字，为满族医药发展提供了条件。这个历史时期满族贵族组织大批人力收集、整理，并用满文翻译了大量的历代汉文史籍、医学书籍。乾隆年间，为促进医药学的提高和发展，用满文翻译了数十部医学专著，其中包括针灸专著如《经穴部位图》《脉论》《难经脉诀》《王叔和脉诀》等用于指导满族医生临床实践，满族针灸快速发展。

在清宫文献中记载了大量的满人宫廷治病医案，针灸在宫廷医疗中发挥了重要作用。如康熙四十三年（1704）七月二十二日，正白旗包依护军参领硕色足疾，为大夫尹德以针灸治愈谢恩。表明针灸治法当时已广泛应用而且有效。

清代医学发展，名医众多。例如满族医生边成章，精通气脉之术。其身下有四子均承继父业，长子边宝钧精通针灸，次子精通内科，三子精通儿科，四子精通外科。其孙边增智，承祖、父业，在经络气化方面也很有造诣，撰写数十万字的医学专著《气化探源》。边氏祖孙三代以及针灸按摩专家佟幼生等一批满族民间名医为满族针灸的发展作出了卓越的贡献。

三、近代满族针灸的应用

满族针灸疗法由满族氏族和民间医生传承至今。有的满族萨满总

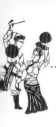

结出人体有七十二个部位是气血重要输注点，称为"气站"，把防治疾病中针灸的七十二个部位，称"七十二站"。近代有满族氏族史料《吴氏我射库祭谱》记载，吴姓萨满"自悟七十二穴道，头三十六穴，上下身各十有八要穴。均人生大穴，通经、通气血、通窍道。催神附晕厥，头有秘穴；不孕不生，腹耻有解穴；重疴不醒，运针荣血"。还有"吴扎拉萨满，晓身穴九九，起死回生，曰气站、命门"。这些记载说明萨满针刺的穴位，都是"人生大穴"，用于治疗"晕厥"、"不孕"、"重疴不醒"等病证。满族针灸与中医针灸有所不同：满族针灸一是取穴少，二是针法多，三是善用长针，四是针具粗而且长。

满族运用艾灸疗法世代相传，至今仍在民间多有应用。黑龙江省爱辉县满族医生富小昌擅长运用艾灸治病，治疗风湿病时，先让患者喝足够的水，脱衣盖被，燃艾枝熏烤患者的穴位、关节和患处，直至关节处发热出汗，轻者数次即愈，重者经过长期治疗也可治愈。艾灸是满族人常用的治疗方法。现今在辽宁省新宾县满族一些农村家庭，把五月初五称为"药香节"。将当天采的艾蒿荫干后，用来"灸艾子"，治疗风寒腿有很好的治疗效果；还有用狼毒草等草药灸的，民间满族医生在临床实践中不断丰富和完善满族灸法。

总之，满族在长期的生产生活实践中根据地域、气候、居住环境的不同，满族医药有众多的防治疾病的方法，对如何更好地运用针灸疗法，进行了长期的摸索和总结。经过历代传承、积累与验证，同时吸纳中医针灸理论和针灸技法，逐步形成了满族针灸方法。现经查阅资料和民间调查走访，结果表明，目前在很多地方都有民间满族医生，满族聚集地和北方各省满族医药的传承人居多，他们不同程度地继承了满族针灸疗法，为维护人民群众的健康保健发挥了重要的作用。

满族历史起伏跌宕，文化丰富多彩，满族针灸珍贵的资料散落在浩瀚的文献史料中，满族针灸的真谛埋藏在无数的民间医生心中，整理研究满族针灸是一项艰巨而有意义的工作。为了让民族医药的瑰宝焕发异彩，让宝贵的财富为人民群众健康服务，我们必须锲而不舍、

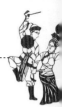

深入挖掘、整理研究。

参考文献

［1］脱脱等撰．金史［M］．北京：中华书局，1975.

［2］陈永龄主编．民族词典［M］．上海：上海辞书出版社，1987.

［3］齐涛主编．邱国珍著．中国民俗通志·医药志［M］．济南：山东教育出版社，2005.

［4］《太祖高皇帝实录》卷9.

［5］《清宫医案研究》卷13.

［6］富育光主编．图像中国满族风俗序录［M］．济南：山东画报出版社，2008.

［7］奇玲，罗达尚主编．中国少数民族传统医药大系［M］．赤峰：内蒙古科学技术出版社，2003.

［8］郭淑云．原始活态文化——萨满教透视［M］．上海：上海人民出版社，2001.

［9］梁峻编著．中国古代医政史略［M］．呼和浩特：内蒙古人民出版社，1995.

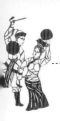

第七章　满族养生保健

　　满族先人居住在我国北方，满族养生保健是从原始部落时期开始，在长期的生产生活实践以及与大自然和疾病作斗争的过程中，通过适应环境、改善居住条件、合理的饮食、个人卫生、适当运动等逐步积累的经验总结。据《金史》《满文老档》《清宫医案》等史料记载，满族随着历史的变迁、社会的发展，不断吸纳汉族等民族先进的养生保健知识和理论，形成了内容丰富、具有满族民族特色的养生保健经验和技术，成为我国传统养生保健的重要组成部分，在保障民族健康繁衍中发挥了重要作用，至今仍被传承和应用。

一、满族养生保健历史概况

　　满族是我国公元 10 世纪在北方兴起并长期居住的少数民族，历史上称"女真"或"女直"，1635 年定族名为"满洲"，1911 年辛亥革命以后称满族至今。满族的祖先可追溯到 3000 多年前（公元前的商周时期）的肃慎人时期。《金史》中记载："金之先，出靺鞨氏。靺鞨本号勿吉。勿吉，古肃慎地也。"满族先人在氏族部落时期就有了冬天用动物脂肪涂抹身体防御风寒的保护方法。《后汉书·东夷列传》记载："满族先人肃慎人、挹娄人时期好养豚，食其肉，衣其皮。冬以豚膏涂身，厚数分，以御风寒。"

　　1115 年女真人阿骨打统一了北方女真各部落，建立第一个地方统治政权（史称金）并逐渐向南扩大，吸纳了中原文化，女真人运用农

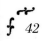

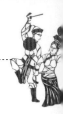

耕、养殖、酿酒等先进生产技术，生产生活物资逐渐丰富，促进了金元时期医学的快速发展。著名医家学术争鸣，养生保健理论和观点逐渐形成。1616 年女真人努尔哈赤的部族势力再次壮大并建立政权（史称后金），多民族文化融合进一步加深，促进了满族养生保健的发展。1644 年满族统治者入住中原，建都北京，定国号为大清。满族统治政权建立以后，宫廷贵族崇尚养生保健，吸纳了中国历代养生保健理念和精华。

二、满族民间传统养生保健

满族先人居住在我国北方长白山原始森林和黑龙江流域，气候环境恶劣，以渔猎农耕为主，为适应环境，在生产生活中积累了宝贵的养生保健经验。

1. 居住习俗中的满族养生保健

满族先人崇尚自然，北方气候寒冷，满族先人顺应自然，创造了可以抵御寒冷的居住和生活方式。《金史》中记载："黑水旧俗无室庐，负山水坎地，梁木其上，覆以土，夏则出随水草以居，冬则入处其中，迁徙不常。献祖乃徙居海古水，耕垦树艺，始筑室，有栋宇之制，人呼其地为纳葛里。纳葛里者，汉语居室也。自此遂定居于安出虎水之侧矣。"满族先人从居住树屋、穴居和"土窝棚"的原始方式开始，后期又创造了可以抵御北方气候寒冷潮湿的"满族老屋"。富育光在《图像中国满族风俗录》一书中指出："满族居室住宅，尤其注重防寒冷问题，因此形成了满族特有的居住习俗。满族的居住习俗，是满族先人经过几千年的实践才形成的。""满族老屋"为茅草土坯房，门窗向南朝阳，房顶为厚厚的茅草，屋墙为土坯加内外抹草泥，室内三面搭火炕、砌火墙，有很好的防寒保暖作用。"满族老屋"是满族特有的顺应自然预防疾病的居住习俗，至今北方地区居民仍有

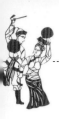

沿用。

满族善用动物皮毛等自然材料制作衣、帽或衣裤连体的服装、靰鞡鞋，用于生产生活中的防寒和保暖。靰鞡鞋是满族在北方特有的鞋子，用牛皮或猪皮、马皮制作，鞋口打眼用皮条作鞋带，鞋底连帮，穿时里面蓄靰鞡草，既保暖又耐磨。靰鞡草是东北特有的多年生草本植物，透气防潮，保暖，将干靰鞡草用木棒捶打柔软后放入靰鞡鞋中，防止脚的冻伤。

满族的居住方式和服装、鞋帽抵御北方严寒的气候，适应了生产生活的需要，有效地预防了因气候寒冷潮湿而引起的风寒湿痛等北方常患疾病的发生。

2. 饮食习俗中的满族养生保健

满族入住中原以后，不断吸纳汉族和其他少数民族的饮食文化，逐渐形成了具有满族特色的饮食习俗，蕴含大量养生保健知识和内容。如食品不仅营养丰富，耐饥饿，很适合在天气寒冷地区食用。菜肴多用大锅炖煮：白肉血肠、猪肉炖粉条、小鸡炖蘑菇或满族火锅等多有散寒暖胃等功效。主食有蒸的黏饽饽（黏豆包）、年糕、八珍糕等、腊八粥、萨其玛等便于储藏和保管。冻豆腐、酸菜等都是具有满族特色的食品。

1644 年满族入住中原以后，满族饮食更加注意养生保健，满族宫廷御膳房加工制作各种汉族精美膳食和满族传统饮食，形成了独特的满族宫廷膳食。最具有代表性的是食用方法十分考究的满汉全席，有大量的山珍野（海）味和养生保健菜品。例如蛤什蟆汤、清蒸哈什蚂、参芪炖白凤、山珍蕨菜、松树猴头蘑、煨鹿筋、长春鹿鞭汤、冰糖核桃、冰糖山楂、蜜丝山药等。这些具有养生保健功能的食品至今仍在广泛传承。

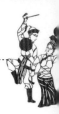

3. 婚育习俗中的满族养生保健

满族婚育习俗中蕴含了许多预防保健知识。如妇女在妊娠期间不能多吃酱和过咸盐的食物，防止影响孕妇和胎儿健康（因北方满族农家有爱食用自家酿制的大豆酱的习惯）；孕妇不能坐锅台、窗台、磨台，不能参加丧事等过劳或过激的活动，防止孕妇发生意外；早期满族孕妇是采用"落草"方式生产，谷草松软、保暖，孕妇在谷草上生产，在当时条件下是比较卫生的生产方式；满族婴儿有睡"悠车"的习俗（睡"悠车"是指将婴儿放在用木板，早期是用桦树皮为材料制作的类似船型的箱斗中，再用绳子将"悠车"挂在屋顶木梁上，推动后类似秋千来回悠荡），睡"悠车"可以保护婴儿安全和促进睡眠；对受惊吓的婴儿有"叫一叫"、"律一律"习俗，用抚摸和语言安抚的方式为受惊吓孩子的实施抚慰疗法。

4. 健康保健运动

满族健康保健运动广泛存在于满族生活中。如东北秧歌、走百病、抓嘎拉哈、翻绳、滚铁环、赶羊、踢毽子、抽冰嘎、堆雪包、冰雪雕、打雪战、跑冰鞋、滑冰车、冰爬犁、雪地走、踢形头、冰嬉等健身运动。满族创造的适合在北方气候寒冷环境中进行的健康保健运动集健身与娱乐为一体，因地制宜、简便易行、民众广泛参与，对提高人们健康、抵御疾病的发生发挥了重要作用。

5. 满族善用地域资源养生保健

满族居住的我国北方，地域辽阔，冬季寒冷，物产丰富，盛产各种山珍野菜和植物浆果以及众多的动植物药材。

（1）充分利用动植物的养生保健作用

满族很早就能充分利用野生资源进行养生保健和防治疾病。如满族喜食用的山野菜、浆果、菌菇等，经现代研究证明几乎都有养生保

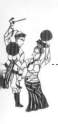

健功效。如：蕨菜可以清热滑肠，降气化痰，利水安神，现代研究蕨菜有一定的防癌作用；桔梗菜有宣肺利咽、止咳祛痰、平喘作用等。用人参、灵芝、鹿茸或鹿筋、鹿鞭、鹿尾等泡酒饮用，可以补肾生精、强身健体、舒筋活络，用于腰膝酸软、风寒湿痛、筋骨麻木、阳痿早泄等；用人参、黄芪炖鸡肉来调理脏腑，补气养血，用于久病体虚；鹿胎、鹿血、哈什蚂（田鸡油）用于调理妇女早产、失血过多、久病虚劳损伤、不孕不育、更年期综合征等。现代研究表明，人参、黄芪、五味子、鹿茸、哈什蚂等均有提高机体免疫功能、增强自身抗病能力，对心脑血管疾病和癌症有辅助治疗功效。

（2）冰雪保健

满族居住的北方地区寒冷多冰雪，在长期与大自然抗争过程中，满族先民逐渐发现和掌握冰雪的医疗保健作用并能合理利用。如："雪疗法"是在人体冻伤时用雪搓擦冻伤部位，促进血液循环，缓解冻伤，或用雪擦身为患发热病人降温；"冰敷法"，是用动物膀胱盛装冰块，缚其肿胀伤口处消除肿胀疼痛，或置于头、胸部来降低体温、解热止痛；"出天花"病人身体发热，在身边摆放装有冰块的编篓，达到降温的作用；满族还有吃冰块、冻梨来消除胃火、心火等引起的烦躁闷热症状的做法。用冰雪进行保健的做法在北方民间仍有应用。

（3）温泉洗浴保健

满族居住的长白山地区和黑龙江流域大小温泉众多，满族称之为"汤泉"，洗温泉称"坐汤"。满族很早就能合理利用当地温泉资源进行温泉洗浴保健（后期发展有药浴）。在满族历史上，据《金史》《满文老档》《清宫医案》等记载：雍正、康熙、乾隆等多个皇帝、大臣洗温泉进行健康保健。如《重译满文老档》中记载："汗（奴尔哈赤）在二十巳刻，去千山的温泉，二十七汗从温泉回来了。"据现代科学检验，长白山地区的温泉水中含有多种对人体有益的矿物质，在温泉洗浴可以舒筋活血、缓解疲劳，起到辅助治疗风湿寒痛、皮肤疾病等保健作用。

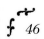

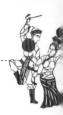

6. 满族民间保健疗法

满族民间常用的保健方法很多，如：用艾蒿烟熏祛除瘟瘴邪气和蚊虫，善用艾灸、拔火罐、热熨法、熏蒸、热熏等方法。满族很早就能将艾叶制作成艾炷，"艾灸法"是用点燃的艾炷对人体某些部位进行艾灸，调理机体的功能，对此中医古籍《黄帝内经·素问》中有"北方者，天地所闭藏之域也，其地高陵居，寒风冰冽，其民乐野处而乳食，藏寒生满病，其治宜灸焫。故灸焫者，亦从北方来"的记载；"热熨法"，是将大粒盐炒热装入布袋，覆盖在患处缓解风湿寒痛；"酒疗法"是用点燃的热酒在身体患处反复揉搓、按压，缓解跌打损伤引起的肿胀疼痛。至今这些满族保健方法在北方民间仍然被传承和应用。

三、金元四大家的养生保健思想

随着历史的变迁，金元时期的政治、经济、文化和社会的发展，促使多民族融合，医学界各派学术争鸣，通过众多医学家的努力加快了医学的进步，具有代表性的是生活在这一时期的著名医家"金元四大家"刘河间、李东垣、朱丹溪、张子和，在他们的医学代表著作中对养生保健都有精辟的论述。

刘河间：其主要医著《素问病机气宜保命集》是刘河间几十年医疗实践的经验总结，本书提出针对人体不同的时期，采取不同的养生保健措施，即少年宜养、中年宜治、老年宜保、耄耋之年宜延的益寿方法。

李东垣：对《黄帝内经》《黄帝八十一难经》等中医古籍深入研究，结合自己的临床经验，著述《脾胃论》完善了"补土派"理论，为发展中医学作出了贡献。在《脾胃论》中提出了"内伤脾胃，百病由生"，认为"先由喜、怒、悲、忧、恐为五贼所伤，而后胃气不行，

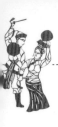

劳役饮食继之，则元气乃伤"。说明情志变化、劳役过度、饮食不节都能损伤脾胃，引起疾病。养生保健从补益脾胃入手。

朱丹溪：在其医著《格致余论》一书中强调人体"阳有余，阴不足"，色欲过度、情志失调、饮食厚味等都能导致阴精亏损，产生多种疾病，阴液受伤导致衰老。其养生方法重视保护阴精，即节欲固精，饮食宜清淡，以免生火助湿。通过滋养阴精，达到"备水以防火"的养生保健目的。

张从正：学习《内经》《难经》《伤寒论》等中医经典著作，熟练掌握中医理论，并通过总结临床实践提出用汗、吐、下三法祛邪治病，完善了中医学的病机理论和治疗方法，为中医学的发展作出了贡献。张从正在其《儒门事亲》这部综合性医著中，提出了"养生当用食补，治病当用药攻"的指导思想，食补主要用五谷、五菜、五果、五畜等补充人体营养的养生保健方法。

四、满族宫廷贵族养生保健

1115 年以后，金统治者阿骨打受汉族和其他少数民族文化的影响，生活方式开始改变，对养生保健逐步有了认识。《金史》中记载："国之有食货，犹人之有饮食也。人非饮食不生，国非食货不立。"还提出"唯善养生者如不欲食啖，而饮食自不阙焉，故能适饥饱之宜，可以疾少而长寿"的养生保健意识。1616 年以努尔哈赤为代表的女真贵族大量吸纳中原汉文化和养生保健知识，提出修心养性的养生保健思想。《满文老档》中记载："古来的神佛书上述说千言万语，心贵正大为上。我（努尔哈赤）认为，人生确实以心术正大最为贵重，其他的都不能此相提并论。"[6]

1644 年以后满族贵族的生活日益奢华，满族贵族更加重视养生保健，吸纳和效仿历代宫廷贵族养生保健思想和做法。至清乾隆时期，具有满族民族特点的宫廷贵族养生保健已经基本形成。清代宫廷贵族

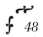

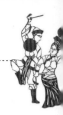

重视饮食和养生保健药物调理之外，还时常开展具有满族特点的"冰嬉"活动，叠罗汉、中幡、头上拿顶、童子爬竿等集娱乐和运动一体的健康保健活动。如：清乾隆皇帝学习借鉴中医经典著作《黄帝内经》中养生保健理论，在生活中饮食起居有常，坚持"吐呐肺腑，活动筋骨，十常四勿，适时进补"的养生之道。"吐呐肺腑"，即是保持良好心态、呼吸精气、调理脏腑；"活动筋骨"，是要常做运动，保持气血通畅，筋骨舒展；"适时进补"，是要饮食节制有度，适时适度；"十常"主要指：齿常叩、津常咽、耳常弹、鼻常揉、目常运、面常搓、足常摩、腹常运、肢常伸、肛常提，强调了保持人体各器官要用而不费，功能运行正常；"四勿"是指食勿言、卧勿语、饮勿醉、色勿迷。做到养心修德、行为端正、酒色有度。清朝皇太后慈禧极端重视养生保健，据清代宫廷医药档案资料、《慈禧光绪医方选议》记载，当时为慈禧特制的养生保健方药多达上百种。例如用于益寿延年的"延年益寿膏"、"八珍糕"、"十全大丸补"；用于女性保健方药"调经方"、"回乳方"、"长发香发方"、"沐浴方"、"加味香肥皂方"；用于口腔、眼保健的"漱口方"、"固齿刷牙散"、"明目洗眼方"；还有调理脏腑的"平肝清热代茶饮"、"清热理气代茶饮方"、"清热解暑的暑汤方"等。这些养生保健方药原料要求严格、制作方法考究，包含了女性养生保健众多内容。清光绪皇帝的"种子方"、"长寿医方"、"养心延龄益寿丹"和"令发易长及令发不落方"、"洗目方"、"漱口方"、"沐浴方"等促进生育和健康长寿的养生保健方药等。

　　总之，满族养生保健伴随满族历史逐渐形成和发展，具有北方民族的特点。满族先人崇尚、顺应自然。传统养生保健来源于生产生活实践，内容丰富、质朴，长期在民间流传。金元时期著名医家对养生保健认识日趋完善，满族宫廷贵族借鉴了中华民族历代养生保健的理论和精华，大量的养生保健经验和方药，丰富了中医养生保健的内容。在强调个人养生保健、医学模式和人们健康理念转变、力争实现"人人享有基本医疗卫生服务"战略目标的今天，继承和发展民族医药，

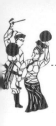

整理研究满族养生保健知识，研究开发养生保健产品，为人类健康服务具有一定的现实意义。

参考文献

［1］脱脱，等，撰．金史·卷一本纪第一［M］．北京：中华书局，1975.

［2］富育光，主编．图像中国满族风俗序录［M］．济南：山东画报出版社，2008.

［3］辽宁大学历史系．重绎满文老档·太祖朝（第1册）［M］.1978.

［4］黄帝内经素问·异法方宜论篇［M］．北京：人民卫生出版，1963.

［5］刘培，主编．养生文化简史［M］．南昌：百花洲文艺出版社，2009.

［6］中国第一历史档案馆，中国社会科学院历史研究所，译注．满文老档·第4卷［M］．北京：中华书局，1990.

［7］陈可翼，等，主编．慈禧光绪医方选議［M］．北京：中华书局，1981.

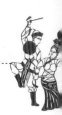

第八章 满族文化习俗选录

一、满族居住文化习俗

顺应自然的满族传统居住习俗历史久远，关于满族先人生活居住的环境和方式，《金史》中记载有："黑水旧俗无室庐，负山水坎地，梁木其上，覆以土，夏则出随水草以居，冬则入处其中，迁徙不常。献祖乃徙居海古水，耕垦树艺，始筑室，有栋宇之制，人呼其地为纳葛里。纳葛里者，汉语居室也。自此遂定居于安出虎水之侧矣。"满族先人长期居住在气候寒冷的长白山和黑龙江地区，在生产生活实践中，满族创造了众多可以抵御寒冷、适应恶劣环境和气候的防治疾病的方法和经验，反映了民族文化的地域性。

首先满族先民顺应自然创造了抵御寒冷环境的居住和生活方式，逐渐改变了原有的渔猎迁徙生产生活方式，扩大农耕而定居下来，并创造了可以抵御寒冷潮湿的"满族老屋"。这种"满族老屋"为茅草土坯房，房顶为厚厚的茅草，屋墙为土坯加内外抹厚泥，室内三面搭火炕、砌火墙，俗称"万字炕"，橱箱被褥之类俱靠西北墙火炕上安放。这样的民居有很好的保温御寒、防潮湿功效，是满族北方农家房居的特点之一。满族传统乡间老宅俗称口袋房，民宅结构形式主要是，进门即是设置的炉灶、炊事用具的堂房，然后分东西房。西间称上屋，由长辈居住；东间由晚辈居住。院内建有东西厢房作碾磨房和存放粮食或堆放杂物，也可住人，砌上院墙的称之四合院。在东北农村主要

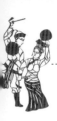

是用树枝木板等围成院墙，以示自家之地，俗称为"障子"。

清代满族住宅根据地位和富有程度有了发展，满族官宦人家的住宅比较复杂、富贵，要分大堂、二堂，房间也很多，各种功能齐全，庭院还有影壁墙。满族还有用"石敢当"镇宅的习俗，"石敢当"是立在门前或门前路口之口的大石头。

二、满族饮食文化习俗

满族饮食文化内容丰富多彩，满族很早就有用食物调理人体健康的做法，满族饮食习俗中蕴藏了众多的养生保健知识和方法。《金史》中记载："唯善养生者如不欲食啖，而饮食自不阙焉，故能适饥饱之宜，可以疾少而长寿。"不同地域和饮食习俗对疾病发生发展和治疗会产生重要影响。这在中医古籍《黄帝内经》中作了精辟的论述："黄帝问曰：医之治病也，一病而治各不同，皆愈何也？岐伯对曰：地势使然也。……北方者，天地所闭藏之域也，其地高陵居，寒风冰冽，其民乐野处而乳食，藏寒生满病，其治宜灸焫。故灸焫者，亦从北方来。……故圣人杂合以治，各得其所宜，故治所以异而病皆愈者，得病之情，知治之大体也。"

满族饮食顺应自然，形成了具有北方特点的满族饮食习俗，具有典型的北方地域性和民族属性，为养生保健和治疗疾病提供了条件。满族先人在部落时期，主要以渔猎所得食物为主，随着满族统治政权的建立，封建社会制度形成，农业经济发展，多民族文化融合，满族饮食中的养生保健内容更加丰富，至今已经形成了极富特色的满族饮食文化，满汉全席最具代表性。满族早期饮食多以烧、烤为主，除了食用山中野味、鱼类和山野菜外，更喜爱食用羊肉和猪肉和黏食等，尤期喜欢食用白水煮猪肉。满族设大宴时多用烤全羊、白水煮肉、白肉血肠、猪肉炖粉条、酸菜白肉等。日常喜爱吃火锅、冻豆腐、黏饽饽、苏叶饽饽、年糕、腊八粥、萨其玛、八珍糕、满族农家大酱等。

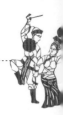

满族逢年过节要吃饺子，有过年杀年猪的习俗，除了过年食用外还要留一部分储存起在一年中接续食用，打春要吃"春饼"。

三、满族体育习俗

满族的运动习俗具有很深的群众基础，满族创造的大秧歌、跑冰鞋、滑冰车、抽冰嘎、雪地走、打雪战、堆雪包、堆雪人、塑冰雕、雪雕等冰雪运动，为冬季寒冷环境的户外活动创造了简便易行、群众可以广泛参与的运动保健和预防疾病的方式，形成了独具北方特点的满族运动习俗。许多内容和形式延续至今仍然受北方群众所喜闻乐见，具有代表性的东北大秧歌具有独特的魅力，老少皆宜，已经成为东北群众集健身运动与娱乐为一体的运动养生保健的最朴实形式。

四、满族婚育习俗

满族百姓是一夫一妻婚姻制，女真时期同一家族姓氏不通婚，有与蒙古族和汉族通婚的历史。有相亲、下聘礼、订婚、结婚等形式。满族婚育习俗包括婚前和婚后孕育等众多内容。例如，妇女在妊娠期间不能多吃盐和酱；孕妇不能坐锅台、窗台、磨台，不能参加丧事活动；孕妇生产前，要在炕上铺上谷草，让孩子生在谷草上，称"落草"，这对很早以前卫生条件很差的生活居住条件来讲，谷草起到了既松软又保暖和比较卫生的作用，男人不准进产房；要请子女多、身体好的哺乳期的妇女给婴儿"开奶"，即喂第一次奶，要坐"月子"，这期间不能过劳和着凉等。生男孩，在家门前挂小弓箭；生了女孩挂红布条。用谷物做枕头为婴儿睡扁头，用薄木板做长椭圆型悠车，悠车用长长的绳子吊在房梁上，婴儿睡觉放在悠车里。满族婴儿"睡悠车"的育婴习俗，对保护婴儿安全和促进婴儿睡眠有一定作用。小孩子被惊吓后有妈妈"叫一叫"、"律一律"的育婴习俗，这种习俗起到了心理治疗作用。这些习俗中包含了一定的健康保健知识，至今许多

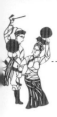

满族婚育习俗在东北农村还在传承应用。

五、满族服饰习俗

满族服饰也以保暖便于生产生活方便为特点，较早时期多用动物皮毛为制作材料，衣帽连体或衣裤连体。历史上满族男子喜欢穿长袍马褂，原为四侧开叉，外罩坎肩便于骑射。成人后要剃去周围的头发，编发辫垂于脑后。满族妇女的传统服装是旗袍，梳京头和"盘盘

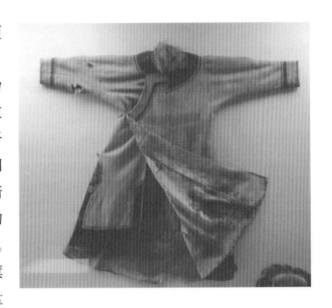

髻"，戴耳环，腰间挂长手帕。男女都喜爱在腰间或衣服的大襟上挂佩饰。旗袍是满族妇女传统服饰。旗袍的特点是立领，右大襟，紧腰身，下摆开衩，突出了妇女体形的曲线美。

马褂是因满族男子骑马时常穿的一种褂子而得名。它长不过腰，四面开衩，罩在袍子外面，可以抵挡风寒。黄色的马褂，在清朝是皇帝特赐的一种服装，俗称黄马褂，只有皇帝封赐的有功勋的人和为皇帝"巡幸"的侍卫等特殊人员才能穿这种赐服。

坎肩又称背心、马甲，是一种无袖短衣，由汉族的"半臂"演变而来。坎肩裁剪简单，穿上便于上马下马。坎肩是满族男女老少都喜欢穿着的服饰之一。

靰鞡鞋，靰鞡是音译，满语"乌拉"、"兀剌"。靰鞡鞋是北方满族百姓冬季必备之物，用牛皮或猪皮、马皮制作，鞋底连帮，靰鞡鞋头部制作有二十几道"包子褶"，鞋面里有"靰鞡脸儿"（鞋舌头）盖

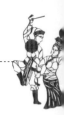

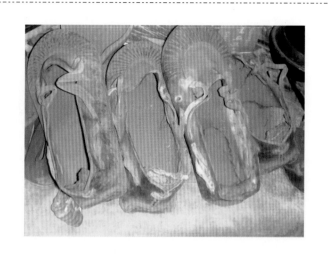

在脚面，鞋帮两侧有"皮耳子"，用皮条做成的靰鞡带从中穿过绑紧。穿时里面蓄靰鞡草而成，既保暖又耐磨，有效地防止了冻伤的发生。靰鞡草是东北特有的多年生草本植物，用时将干靰鞡草用木棒捶打柔软后放入靰鞡鞋中，透气防潮，保暖性好。

清代满族贵族妇女装束也很讲究，大拉翅又称"旗头"或"京头"，是清代满族贵族妇女常见的发式，由女真妇女"辫发盘髻"习俗延续而来，是将头发梳成圆髻，脑后头发燕尾式垂在脖颈上，戴上扇型发冠。马蹄底鞋亦称"旗鞋"，木制高底，前平后圆，上细下宽，外形似马蹄。鞋面上常做许多饰物。

六、其他习俗

满族刺绣是满族妇女传统的民间手工艺，在满族家庭妇女中很普及，绣品多以山水、花卉、动物、果品为素材，以福禄、禧寿、富贵、八宝、吉祥等为式样并具有北方特色，主要是绣在枕头面、幔帐、门帘、围肩、袖头、衣襟、鞋帮、兜肚、手帕、香荷包一些日常生活用品上。

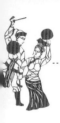

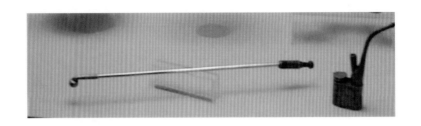

七、满族传统节日

颁金节：1635 年农历十月十三日皇太极发布谕旨，正式改族名"女真"为"满洲"。为纪念满洲族称，1989 年在丹东确定 12 月 3 日是满族的族庆日"颁金节"。

走百病：阴历正月十六日是满族妇女的节日。旧习满族妇女要结伴走出家门嬉闹，俗称"走百病"。

添仓节：阴历正月二十五，农村满族家中要煮黏高粱米饭，将编好的秫秸小马插在饭盆上，放到仓房中，寓意马驮粮食，丰衣足食。

中元节：阴历七月十五，满族称之为中元节，是超度亡灵的"鬼节"，是为故人祭拜的日子。

礼仪忌讳：满族礼节众多并且严格，晚辈见长辈要施礼、问候。亲友相见有行抱腰接面礼习惯。过年要做辞旧岁、迎新春拜年。室内西炕不得随意坐人和堆放杂物，西墙不准挂衣物；满族人忌害乌鸦、喜鹊、狗，不准打狗、杀狗，不吃狗肉，不穿戴用狗皮制成的物品等。

八、满族姓氏

满族主要姓氏：佟、关、马、索、赫、富、那、郎。马佳改汉族姓马，佟佳改汉族姓佟，富察改汉族姓富、傅，费莫改汉姓族马、麻氏，钮祜禄改汉族姓郎、钮氏，索绰络改汉族姓索、曹氏，依尔根觉罗改汉族姓赵、伊、佟等氏，瓜尔佳或称作瓜尔嘉改汉族姓关、白、石、（包）鲍、汪等姓氏。

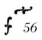

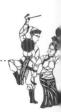

第九章　满族发祥地概况

满族的兴起和发祥地主要集中在东北地区，目前传承和保留比较完整的满族文化和满族医药主要是在这些地区。

一、黑龙江省哈尔滨市阿城区概况

阿城县 1987 年经国务院批准撤县建市，2006 年撤市设区，现为哈尔滨市阿城区。阿城区距哈尔滨市中心 23 公里，总面积 2445 平方公里，总人口 65 万人。阿城建有金上京历史博物馆，全面展示满族在女真时期的珍贵馆藏。2000 年阿城举办了首届金源文化节，其含义是宣传以金源内地为核心，以女真精神为根脉，以辽宋和中原文化为营养而形成的金时期的"金源文化"。

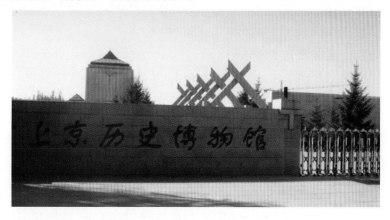

阿城历史悠久，是女真人阿骨打建国称帝的地点，时称会宁，国号大金，是金朝的早期都城。上京会宁府先后历太祖、太宗、熙宗、

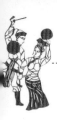
海陵王等四帝。金朝政权在这里历经四位皇帝，后迁都于燕京。这一时期是阿城历史发展的重要时期。在此之前，唐中期阿什河流域为渤海王国属境。元顺帝时期，金上京会宁故址为镇宁州。明后期，金上京会宁故址一带为女真栋鄂部的一支居位。清初，称金上京会宁府故址为翁鄂洛城。顺治元年，清朝再次迁都北京后，为抵御外来的侵略和加强对东北地区的开发和统治，雍正七年（1729），协领衙门移驻新城即今阿城，新城名阿勒楚喀。宣统元年（1909），裁撤副都统衙门，设阿城县，县名由阿勒楚喀城简化阿城。1948 年，阿城县民主政府改为阿城县政府。

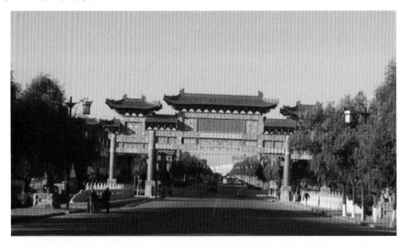

阿城的满族主要由四部分构成：一是清代乾隆年间在北京迁来建立八旗屯，屯垦戍边人员；二是清代乾隆年间旗人官兵驻防而定居下来的人员；三是未南迁的女真人，称为"坐地满族"；四是后迁入的其他人员。阿城区目前还保留有乾隆年间建立的八旗村落名称，俗称东、南、西、北"四八旗"。东八旗分布在现在阿城区的料甸满族乡，南八旗分布在五常市拉林满族镇、营城子满族乡、八家子乡和牛家镇等，西八旗分布在阿城区的杨树乡，北八旗分布在阿城区的蜚克图镇。目前在阿城边远农村居住的满族还保留了一些满族传统居住习俗：长辈住西屋火炕，西墙不贴画，不挂像框。满族的传统饮食习惯也比较

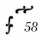

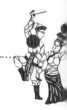

浓厚，如：喜爱食用黏豆包、黏面饼子、豆面卷子、黏糕、甜饼子、火锅、大酱、酸菜和酸菜粉条炖猪肉。

二、辽宁省新宾满族自治县概况

新宾满族自治县地处辽宁省东部长白山支脉山区，归属抚顺市管辖。总面积 4432 平方公里，东西长 100 公里，南北宽 84 公里。1985 年经国务院批准成立新宾满族自治县。第五次全国人口普查全县总人口 28.5 万人。新宾原名"兴京"是"发祥"之意。因清太祖努尔哈赤在赫图阿拉（新宾老城）建业称汗，有龙兴京城之说，被皇太极尊称为"天眷兴京"。新宾之说，据《新兵堡九圣神词碑》记载："盖我皇大启鸿图，诒谋燕冀路径如兹，得新兵一旅，冲锋对垒……而有力此堡。"故称之为新兵堡。因新兵堡不断繁荣，"人事日繁，商辏有四方来宾之象"，遂改名为新宾堡。后来更改县名时便以"新宾"而命名。

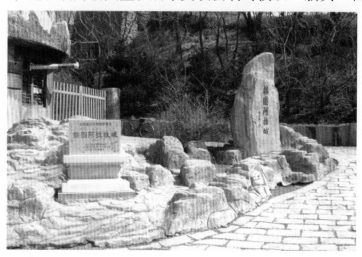

新宾满族自治县历史悠久，自公元 1616 年，清太祖努尔哈赤在新宾赫图阿拉城称汗，建立后金政权，其儿子皇太极称帝改满族称为"满洲"，改国号为大清。赫图阿拉城位于辽宁省新宾满族自治县永陵镇，"赫图阿拉"汉语意为横岗，即平顶小山岗。赫图阿拉城至今已

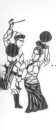

有 400 余年历史，始建于公元 1603 年（明万历三十一年），被视为清王朝发祥之地。努尔哈赤建立的大金政权，史称"后金"。赫图阿拉城是后金政治、经济、军事、文化、外交的中心，是中国历史上最后一座山城式都城，也是现今保存最完善的女真族城市。

新宾特产有蛤什蟆，又称东北林蛙（人工饲养）。林蛙肉味鲜美，营养丰富，林蛙油（又称田鸡油）是强壮身体的滋补品。还有野山参、鹿茸、山葡萄、蕨菜等特产。民间食品"波浪叶饼"，用鲜嫩山野菜、水芹菜为馅，高粱米水面做皮，外包嫩柞树叶蒸熟食用，口味独特。

三、吉林省吉林市乌拉街满族镇概况

乌拉街满族镇位于距吉林市中心西南 30 公里的松花江畔。乌拉街原称布拉特乌拉，满语"乌拉"是"沿江"之意。乌拉街镇是满族主要发祥地之一，有"龙兴之地"之称，清代称打牲乌拉。乌拉街在历史上曾是女真乌拉国的繁荣都城，明代女真乌拉部是吉林地区最强大的女真部落。1613 年，努尔哈赤统一了女真乌拉等海西女真各部落。清顺治十四年（1657）设立打牲乌拉总管衙门（现乌拉街满族镇），和吉林将军署驻地（现吉林市）。明清两代先后在吉林市设立造船厂，因此吉林市有船厂之称。乾隆二十二年（1757），将镇守宁古塔等处将军迁移到吉林，为镇守吉林乌拉等处将军，简称吉林将军。乌拉街满族镇现在保留许多满族古迹，有打牲乌拉总管衙门府、侯府、魁府、白花点将台、古城墙等。历史上乌拉街曾一度十分繁荣，因此民间有"先有乌拉，后有吉林"之说。由于吉林和乌拉街是沿江城镇，又是满族在北方的造船厂所在地，故吉林和乌拉街成为当时满族的重要属地。乌拉街满族镇主要盛产大蒜、毛葱、白小米（清代贡米）等。

吉林市管辖下还有吉林大口钦满族镇，人口约 2 万人。位于吉林市北部的土城子满族朝鲜族乡，位于吉林市西北部的两家子满族乡。

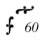

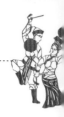

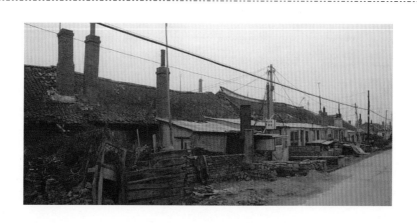

吉林市满族乡镇中还有一些北方满族习俗保留，如：乌拉街满族镇韩屯，还有萨满传承人可以开展萨满祭司活动。吉林边远农村保留有

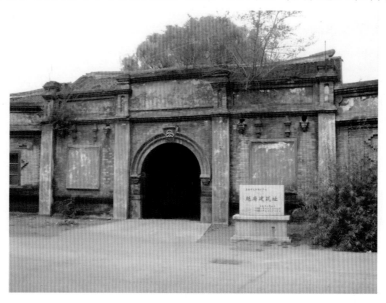

"四合院"的居住方式，还可以看到老人用长杆大烟袋吸烟和婴儿睡悠车的现象，喜爱食用黏豆包、大煎饼、苞米子粥、小米粥、苞米面大饼子、发糕、山野菜、水豆腐。

四、吉林省伊通满族自治县概况

吉林省伊通满族自治县也是满族的发祥地之一，满语称一秃、伊

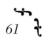

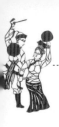

敦、伊屯，位于吉林省中部，总面积2523.1平方公里，东西长76公里，南北宽66公里。伊通河流经此地而定伊通县名，伊通河满语意为宏大、汹涌之河。伊通满族自治县满族历史悠久，满族传统文化浓厚。1988年，国家批准设立伊通满族自治县，归属吉林省四平市管辖。2000年第五次人口普查，全县总人口为48.2万。

1987年吉林省满族伊通自治县建立了全国第一家满族民俗馆（伊通博物馆）。博物馆建筑面积3200平方米，馆内藏品约300余种，近7000余件。

吉林省伊通满族自治县境内有清朝设立的阿木巴克围场遗址，康熙、乾隆曾多次在此狩猎。

吉林省伊通满族自治县盛产"东北三宝"之一的鹿茸。有报道称2008年全县饲养梅花鹿近10万只，年产鹿茸约4.18万公斤。伊通的山野菜资源丰富，主要有刺嫩芽、薇菜、蕨菜、猴腿等大量的山野菜，以及珍贵的松茸、木耳、元蘑、棒蘑、榆黄蘑、鸡油蘑等多种可食用菌。

五、吉林省敦化市基本概况

吉林省敦化市地处长白山西部地区，归属延边朝鲜族自治州管辖。全市总面积11957平方公里，是吉林省区域面积最大的县级市。2000年第五次人口普查全市总人口为48.08万。

敦化县历史悠久，是清朝皇室鄂多里城发祥地。据史料记载，公元698年，靺鞨人大祚荣，在东牟山（距现敦化市区12.5公里）建立震国。公元713年，唐玄宗册封大祚荣为渤海郡王，始称渤海国，渤海王国贞惠公主墓在敦化市六顶山。明清时期，又被称作敖东城。随后布库里雍顺在原鄂多里城建立满洲，1881年清政府成立敦化县。

现鄂多里城遗址为吉林省省级文物保护单位。敦化市物产资源丰富，天然森林资源有红松、紫椴、水曲柳、云杉等优质木材。野生动植物资源有野山参、刺五加、五味子、灵芝等名贵中药材和蕨菜、薇

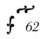

菜、黑木耳等山野菜，所在的长白山原始深林中有东北虎、黑熊、梅花鹿等野生动物。

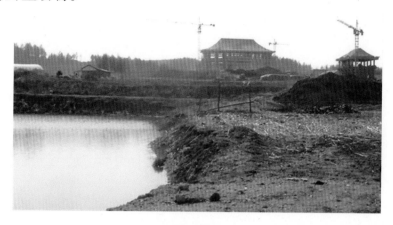

六、吉林省通化县大泉源满族朝鲜族自治乡概况

通化县大泉源满族朝鲜族乡地处长白山区，位于通化县的西南部，距县城18公里。大泉源乡森林物产资源丰富，盛产多种道地野生药材和山葡萄、草莓等山野菜。通化县建有长白山区中药材现代化科技生产示范园区，种植有林下人参、北细辛、平贝母等中药材。

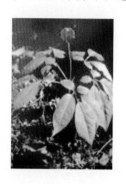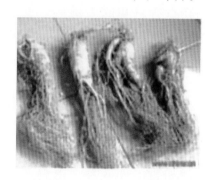

大泉源地下水源水质丰富优良，历史上女真人就在这里开始酿酒，早期建有酿酒作坊"嘎珊烧锅"。与1616年女真人努尔哈赤建都之地赫图阿拉故城相邻，努乐哈赤曾征用这里酿制的白酒，清朝康熙、乾隆等皇帝到赫图阿拉巡拜时也征调这里的酒。

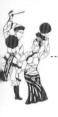

下　篇

第十章　满族民间药概况

　　满族认识和使用药物历史久远。在女真人早期，满族萨满就能使用简单药物为人消灾祛病。公元1115年女真人在北方兴起，女真人政权统治者对药物有了明确的认识，药物贸易和作为贡品已经在社会经济和政治中占有很重要的位置，仅《金史》中记载的动植物药就有100多种。随着满族民族文明进步，满族对居住地长白山地区和黑龙江流域的药物资源认知能力提高，发现了更多的动植物药材和具有保健功能的山珍野菜等自然资源，并在满族医疗保健中使用。目前有资料表明东北地区有可用药物资源近千种，满族民间用药300余种。

　　满族民间用药，所用药物均以当地所产药材和其他可利用资源为主，所用药材，就地采摘，即采即用，以鲜活为主。药材炮制加工方法简单、不过度加工。在使用中多以单味药，民间验方、偏方为主，食用方法简便易行。如人参、田鸡油、五味子等药物均产自满族居住地长白山地区，将药物采集后，用其泡酒或直接煮食或添加食物共同煮食。满族民间还有用饮食调理身体健康的习惯，如食用山野菜、浆果、菌菇等食物。目前对传承和流传在民间的满族医药的使用经验已经开展了研究，如核桃秋抗癌作用的研究，长白云芝防治慢性肝病的

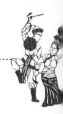

新型药物也在开发利用等。

　　《满族医药简述》列举了部分满族民间药物，结合现代用药概况和现代科学研究药物有效成分作了简介。由于满族民间药物应用至今，多是以口口相传，在调研中所获得的资料和信息较零散，而且不完整。因此《满族医药简述》列举的满族民间药物，描述得还不详尽，还很粗糙，还需要进一步完善。敬请阅者批评指正。挖掘整理满族医药还有大量的工作要做。满族民间药物多数产于长白山地区和黑龙江流域，受当地季节、气候等原因的影响，没能如数拍摄到"满族民间药"的照片，缺失部分临时使用了在互联网百度上的药物照片，待再版时补充更换，在此说明。

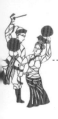

一、植物药

人　参

【满语音名】奥汞达

【别名】棒锤

【来源】五加科植物人参的干燥根。

【主要产地】吉林长白山地区。

人参品种主要有野山参和人工种植参。

目前加工人参有：生晒参、红参、糖参、人参蜜饯等其他深加工人参产品。主要功能和有效成分基本相同，服用方法略有区别。

满族民间用药：

1. 野山参、人参制成干流水治疗眼病。（女真时期）

2. 野山参配伍黄芪、麦冬水煎服治疗气脉衰竭。

3. 野山参片含服补益元气，强壮身体。

4. 北方民间用人参泡酒或加鹿茸、不老草、灵芝等，治疗身体虚弱、腰膝酸软、风湿痹痛等。

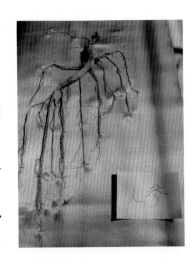

5. 人参鸡汤：炖鸡加人参主治身体虚弱，产后补气血。

6. 人参、大枣煮水饮，治疗产后气血虚弱。

【功能主治】大补元气，补心益肺，补肾纳气，生津止渴。

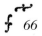

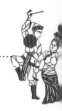

主要用途：

1. 心肾气虚、心悸气短、头晕目眩、失眠健忘等各种气血虚弱引起的病证。

2. 肺虚咳喘、胸闷气短。

几种加工人参品种：

生晒参：采收洗净整理后在阴凉通风处晾干，野山参药效更强，因产量很少，目前临床多用人工种植人参。

红参：经过蒸煮晒干的人参，药性偏于温补，主要用于补气养血，健脾生津。

糖参：经过排针多次灌入糖浆干燥后的人参。

人参蜜饯：人参制作成蜜饯片，主要用于含服。

保鲜人参：主要便于保鲜，功能与人参无区别。

【现代研究】

人参具有抗休克作用；有抗疲劳，提高脑力劳动功能；能增强机体免疫功能，治疗各种体虚引起的病证，癌症治疗中的辅助药物。

北　　芪

【满语音名】苏杜兰

【别名】黄芪、二人抬

【来源】为豆科植物黄芪的根。

【主要产地】内蒙古、黑龙江、吉林长白山地区。

满族民间用药：

1. 新鲜黄芪煮水口服，治疗身体虚弱、气喘、易感冒。

2. 黄芪和人参炖鸡，食用治疗久病体虚、产后虚弱、多汗、乳汁不通或乳少。

【功能主治】补中益气，补气升阳，益卫固表，托毒生肌，利水退肿。

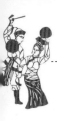

主要用途：

1. 用黄芪煮水或泡服或熬膏服，治疗肺气虚弱、倦怠乏力等症。

2. 黄芪与人参、党参、白术、升麻、柴胡配伍，治疗脾肺体虚、中气下陷引起的泄泻、消化不畅、脱肛、内脏下垂等症。

3. 与紫菀、款冬花、杏仁等祛痰止咳平喘之品配伍，治疗肺气虚弱引起的久咳气喘不愈，易感风寒等，或与牡蛎、麻黄根等收敛止汗药物同用治疗卫气不固、表虚自汗等症。

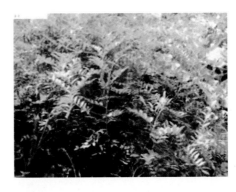

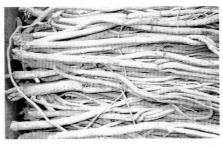

4. 治疗因气血亏虚导致疮疡溃腐，经久溃腐难敛，取黄芪托毒生肌的药用功能。

5. 做配伍药治疗中风后遗症、肢体麻木或半身不遂等。

【现代研究】

黄芪能促进机体代谢，抗疲劳，促进血清和肝脏蛋白质的更新；有明显的利尿作用；能改善贫血；能升高低血糖，降低高血糖；能兴奋呼吸；能增强和调节机体免疫功能，提高机体的抗病力；有较广泛的抗菌作用；能增强心肌收缩力；有降血脂、抗衰老、保肝等作用。

灵 芝 草

【满语音名】沙炳阿参

【别名】灵芝草、仙草、紫芝

【来源】为多孔菌科真菌赤芝的干燥子实体。

【主产地】吉林、河北、华东、江西等地，现有人工栽培。

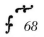

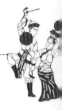

满族民间用药：

用灵芝、人参、鹿茸等泡酒治疗久病体虚。

【功能主治】能补气养血，养心安神，止咳平咳。

主要用途：

1. 泡水或研细末冲服治疗体虚乏力、心悸怔忡、失眠健忘、喘咳气短。

2. 用于慢性病毒性肝炎、白细胞减少症的辅助治疗。

【现代研究】

1. 灵芝有抗衰老作用，能增强机体的免疫功能，能增加心肌血流量，增加冠脉血流量，降低心肌耗氧量，增强耐缺氧能力。

2. 有降低血脂、调节血压、保护肝脏作用。

3. 有镇静、祛痰、止咳、平喘作用。

4. 有增强机体免疫力，起到辅助治疗肿瘤的作用。

党　　参

【满语音名】吟音细

【别名】上党人参、防党参

【来源】为桔梗科植物党参的根。

【主产地】东北、陕西、甘肃等地。

满族民间用药：

1. 党参煮水饮用，治疗身体虚弱、肢体畏寒。

2. 党参与黄芪炖鸡，治疗产后身体虚弱、乳汁不足等身体虚弱症状。

【功能主治】健脾益肺，养血生津，调理脾胃。

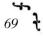

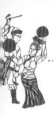

主要用途：

1. 党参与白术、茯苓等药物配伍，治疗中气不足引起的肢体倦怠、食少便溏等症。

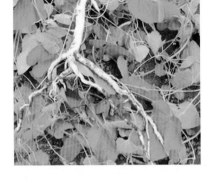

2. 党参与黄芪、蛤蚧等配伍，治疗因肺气亏虚的喘息咳嗽。

3. 党参煮水或泡水长期服用，治疗各种虚劳损伤。

4. 党参与人参的药物功效有相近部分，可以作为人参的替代品。

【现代研究】

党参能调节胃肠运动，抗溃疡，增强免疫功能；有延缓衰老的作用。

覆 盆 子

【别名】托盘

【来源】为蔷薇科植物华东覆盆子的未成熟果实。

【主要产地】东北地区，浙江等地。

满族民间用药：

新鲜果实煮水或直接口服治疗遗精、早泄、遗尿、老年尿不尽。

【功能主治】固精缩尿，益肝肾明目。

主要用途：

1. 覆盆子配伍枸杞子、菟丝子、五味子、枸杞、桑椹子、菟丝子、桑螵蛸、益智仁、补骨脂等补肾益精药物，治疗遗精、早泄、尿频、遗尿、阳痿、不孕等。

2. 覆盆子单味长期服用可治疗肝肾不足、目暗不明等。

【现代研究】

覆盆子对葡萄球菌、霍乱弧菌有抑制作用，同时有雌激素样作用。

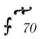

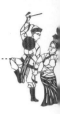

枸 杞 子

【别名】枸杞豆、枸杞果

【来源】为茄科植物宁夏枸杞的成熟果实。

【主要产地】宁夏、甘肃、新疆等地。

满族民间用药：

枸杞子、五味子、人参泡酒治疗腰膝酸软、头晕耳鸣等肾虚病证。

【功能主治】滋补肝肾，益精明目。

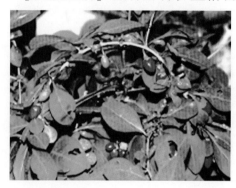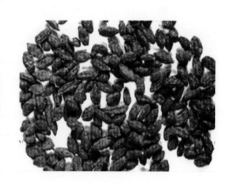

主要用途：

枸杞子配伍熟地、山茱萸、山药、菊花等补益肝肾药物，治疗精血亏虚引起的腰酸背痛、耳鸣目涩、内障目昏、遗精滑泄、耳聋、失眠多梦、潮热盗汗、消渴证等。

【现代研究】

枸杞子对免疫功能有促进作用，同时具有免疫调节作用；可提高血睾酮水平，起强壮作用；对造血功能有促进作用；对正常健康人也有显著升高白细胞作用；有抗衰老、抗肿瘤、降血脂、降血糖、保肝作用。

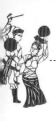

菟 丝 子

【别名】菟丝实、黄丝子、龙须子

【来源】为旋花科植物菟丝子的成熟种子。

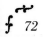

【主要产地】我国大部分地区有分布。

满族民间用药：

1. 用菟丝子与大枣同煮水煎服，治疗妇女习惯性流产。

2. 菟丝子新鲜全草捣碎加醋磨成药泥外涂，治疗白癜风。

【功能主治】补肾益精，养肝明目，安胎。

主要用途：

1. 菟丝子、续断、桑寄生、阿胶等补肾药物，可治疗孕妇胎动不安。

2. 菟丝子配伍桑螵蛸、枸杞子、覆盆子、车前子、肉苁蓉、鹿茸等，治疗肾虚腰痛、阳痿遗精、尿浊、尿失禁等。

3. 配伍人参、远志、茯苓、当归、熟地、山茱萸，长期服用强身延寿。

4. 治肾虚消渴，菟丝子研末制作蜜丸服用，治疗消渴病。

【现代研究】

菟丝子治疗男性不育症，效果显著，治疗不孕症有效。

甘 草

【别名】甜草

【来源】为豆科植物甘草的根茎

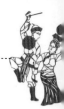

【主要产地】内蒙古、新疆、甘肃等地。

满族民间用药：

甘草煮水，治疗饮食中毒呕吐腹泻。

【功能主治】

甘草可单味使用也可配伍使用。单味使用可水煎服或煎熬药膏服用。

主要用途：

补脾益气，祛痰止咳，缓急止痛，清热解毒，调和诸药。

1. 甘草配伍人参、黄芪、五味子等补益心气的药物治疗心悸心慌、胸闷气短、头晕目眩等心气衰弱病证。

2. 甘草单味或配伍桔梗、贝母、百合、半夏等宣肺止咳药物，治疗咳嗽痰多、胸闷气喘等肺部疾病。

3. 甘草配伍白芍药，治疗脘腹和四肢挛急疼痛。

4. 甘草水煎或泡水服用，治疗热毒疮疡、咽喉肿痛、食物中毒。

5. 甘草在药物方剂中，能调和药性、药味，促进方药中的各药物作用更协调，功效更佳。

【现代研究】

甘草有抗心率失常作用，有抗溃疡、镇痛作用，有明显的镇咳作用，有抗菌、抗病毒、抗炎、抗过敏作用。

红 景 天

【别名】高山红景天

【来源】为景天科植物红景天的根茎。

【主要产地】西藏、四川、吉林等地。

满族民间用途：

红景天新鲜地上全草水煎服治疗跌打损伤、瘀血疼痛。

【功能主治】健脾益气，清肺止咳，活血化瘀。

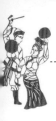

红景天可单味使用或与其他药物配伍使用。

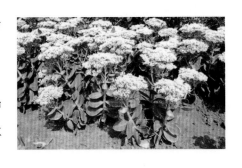

主要用途：

1. 红景天泡酒饮用或研细末冲服，治疗脾气虚衰、倦怠乏力、身体虚弱。

2. 红景天配伍山药、芡实、白术等，治疗脾肺虚弱引起的食欲不振、胃腹不适、身体倦怠乏力等症状。

3. 红景天配伍沙参、百合、麦冬、知母等水煎服，治疗阴虚肺热咳嗽、痰多黏稠。

【现代研究】

具有抗疲劳、抗寒冷的作用，对肉瘤细胞有抑制作用；治疗高原红细胞增多症。

淫 羊 藿

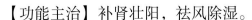

【别名】仙灵脾

【来源】为小檗科植物淫羊藿的全草。

【主要产地】陕西、湖北、东北地区等。

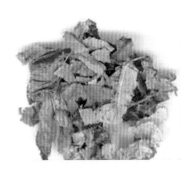

满族民间用药：

用淫羊藿泡酒，治疗风寒湿的腰腿疼痛。

【功能主治】补肾壮阳，祛风除湿。

主要用途：

1. 淫羊藿配伍肉苁蓉、巴戟天、杜仲等补肾药物，治疗肾虚阳痿、遗精早泄等症。

2. 淫羊藿泡酒服用，治疗阳痿早泄、遗精、腰膝冷痛。

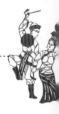

3. 淫羊藿配伍威灵仙、苍耳子、川芎、肉桂等，治疗风寒湿痹，肢体麻木。

【现代研究】

防治早衰，有降压作用，治疗肾阳虚喘咳、妇女更年期高血压。

苍　术

【别名】山苍术、枪头菜。

【来源】为菊科植物北苍术的干燥根茎。

【主要产地】内蒙古、东三省。

满族民间用药：

苍术泡酒，治疗风湿腰腿疼痛。

【功能主治】健脾，燥湿。

主要作用：

1. 苍术配伍具有治疗风寒湿痹作用的药物，治疗风寒湿痛痹证。

2. 苍术配伍具有治疗健脾消食作用的药物，治疗脘腹胀满、食欲不振、泄痢等症。

【现代研究】

有促进胃肠运动作用；苍术煎剂有降血糖作用，同时具排钠、排钾作用。

天　麻

【别名】神草

【来源】兰科植物天麻的干燥块茎。

【主要产地】四川、云南、贵州及东北地区。

满族民间用药：

天麻、人参、鹿茸泡酒，治疗肾虚腰腿疼痛。

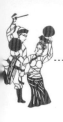

【功能主治】息风止痉，平抑肝阳，祛风通络。

主要用途：

1. 治疗各类风寒湿痹、四肢拘挛、小儿惊风。

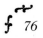

2. 治疗风热头痛、眩晕、肢体麻木痹等中风病证。

3. 治疗癫痫、惊悸。

【现代研究】

天麻水、醇提取物及不同制剂能抑制或缩短实验性癫痫的发作时间，天麻有降低外周血管、脑血管和冠状血管阻力，有降压、减慢心率及镇痛抗炎作用。

东北天南星

【别名】山苞米

【来源】天南星科植物天南星的块茎。

【主要产地】辽宁、吉林等地。

生东北天南星有大毒，炮制后方可使用，要严格掌握药量、用法和适应证。

满族民间用药：

捣汁，少量，外涂治疗蛇虫咬伤或疔毒初期红肿、疼痛。

【功能主治】燥湿化痰，祛风解痉，外用散结消肿。

注：鲜天南星有毒，需要经过严格的炮制后使用。

主要用途：

1. 风痰眩晕、中风、癫痫、破伤风等症。

2. 痈疽肿痛、蛇虫咬伤。

【现代研究】

煎剂具有祛痰及抗惊厥、镇静、镇痛作用。

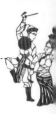

五　加　皮

【别名】香加皮

【来源】五加科植物细柱五加的干燥根皮。

【主要产地】吉林、黑龙江等地。

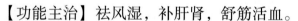

满族民间用药：

鲜五加皮水煎口服，治疗风湿关节疼痛。

【功能主治】祛风湿，补肝肾，舒筋活血。

主要用途：

1. 治疗腰膝疼痛等风湿痹证。配伍当归、牛膝、地榆、木瓜等使用。

2. 治疗因肝肾不足引起的筋骨痿软等症，配伍杜仲、牛膝、龟甲、鸡血藤等药物。

3. 治疗水肿、脚气等，配伍茯苓皮、大腹皮、生姜皮、地骨皮药物。

【现代研究】

五加皮有抗炎、镇痛、镇静作用，能提高血清抗体的浓度，促进单核巨噬细胞的吞噬功能，有抗应激作用，能促进核酸的合成、降低血糖，有性激素样作用，并能抗肿瘤，抗诱变，抗溃疡作用。

牛　　膝

【别名】怀膝、淮牛膝。

【来源】为苋科植物牛膝的根。

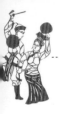

【主要产地】河南、四川、云南、贵州等地。

满族民间用药：治疗腰腿疼痛。

【功能主治】补益肝肾，活血通经。

主要用途：

1. 治疗腰膝酸痛，尤其是肢体下肢病证，配伍杜仲、续断、补骨脂、独活、寄生等。牛膝有引药下行的功效。

2. 治疗瘀血阻滞引起的女性痛经等妇产科疾病。

3. 牛膝配伍泽泻、车前子等利尿药物可协调或增强治疗水肿和小便不利等症疗效。

4. 治疗跌打损伤，常用牛膝作配伍药。

【现代研究】

牛膝具有抗炎、镇痛作用，能提高机体免疫功能，有明显降低血糖的功效。牛膝总皂苷对子宫平滑肌有明显的兴奋作用，怀牛膝苯提取物有明显的抗生育、抗着床及抗早孕的作用。

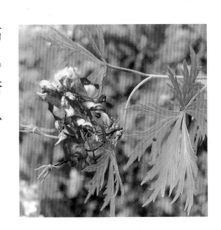

草　乌

【别名】鸡头草、药羊蒿。
【来源】为毛茛科植物北乌头的干燥根。

【主要产地】浙江、湖北、吉林、辽宁等地。

注：生草乌有毒，需要经过严格炮制后使用。

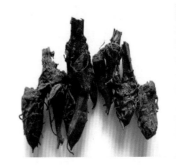

满族民间用药：草乌泡酒治疗风湿关节疼痛。

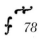

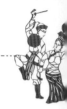

【功能主治】祛风除湿，散寒止痛，祛痰，消肿。

主要治疗：风寒湿痹，中风后遗症，喉痹，痈疽疔疮，瘰疬等症。

【现代研究】具有较强的镇痛作用。

附　子

【别名】黑顺片、川附子

【来源】为毛茛科植物乌头的子根的炮制品。

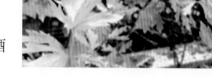

【主要产地】四川、湖北、湖南等地。

注：生草乌有毒，需要经过严格炮制后使用。

满族民间用药：附子泡酒治疗风湿关节疼痛。

【功能主治】回阳救逆，散寒止痛。

主要用途：

1. 附子配伍人参、干姜、肉桂等，治疗重症阳气虚脱。

2. 附子配伍肉桂、山茱萸、熟地等，治疗肾阳不足、命门火衰所致阳痿滑精、宫寒不孕、腰膝冷痛、夜尿频多。

3. 附子配伍党参、白术、茯苓、干姜等，治疗脾肾阳虚所致脘腹冷痛、大便溏泻等症。

4. 附子与桂枝、白术、甘草、寄生、独活等组方，治疗风寒湿痹周身骨节疼痛。

【现代研究】

附子有明显的强心作用；有显著的抗炎作用，抑制肉芽肿形成及佐剂性关节炎症状；有镇痛作用。附子能增强机体抗氧化能力，具有抗衰老作用。

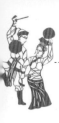

苍　耳

【别名】苍子、胡苍子

【来源】为菊科植物苍耳的干燥成熟带总苞的果实。

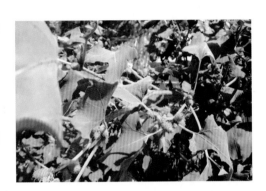

【主要产地】产于全国各地。

满族民间用药：

用苍耳全草煮水，外洗，治疗皮肤瘙痒症。

【功能主治】祛风寒，除湿，通鼻窍，止痛。

主要用途：

1. 治疗风寒感冒。恶寒发热，头身疼痛，鼻塞流涕者，苍耳配伍防风、白芷、羌活等发散风寒药使用。

2. 治疗伤风鼻塞、慢性鼻炎、过敏性鼻炎等，苍耳配伍辛夷、白芷等散风寒、通鼻窍药物，或配伍薄荷、黄芩等疏散风热、清热药使用。

3. 治疗风湿痹证、关节疼痛、四肢拘挛，苍耳配伍羌活、威灵仙、木瓜等。

4. 治疗风疹瘙痒，苍耳配伍地肤子、白鲜皮、白蒺藜等。

5. 苍耳研细末和大风子油制丸，口服治疗疥癣麻风。

【现代研究】

有显著的降血糖作用。煎剂有镇咳作用。对心脏有抑制作用，对金黄色葡萄球菌、乙型链球菌、肺炎双球菌有一定的抑制作用，并有抗真菌作用。

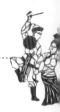

卷　柏

【别名】万年青叶、万年松、佛手草

【来源】为卷柏科植物卷柏的干燥全草。

【主要产地】东北、山东、河北等。

满族民间用药：

1. 用新鲜的卷柏水煎，口服，治疗咳血、便血。

2. 卷柏水煎服用，治疗跌打损伤。

3. 卷柏烧炭研粉外敷伤口，止血。

【功能主治】卷柏生用破血，炒用止血。

主要用途：

1. 生卷柏活血通经。治经闭、癥瘕积聚、跌打损伤、腹痛、哮喘等。

2. 卷柏炭化瘀止血，主要用于治疗吐血、便血、尿血、脱肛等。

【现代研究】有止血作用。

冬　青

【别名】北寄生、冻青

【来源】寄生于榆树、桦树、梨树等上的干燥带叶茎枝。

【主要产地】东北、华北地区。

满族民间用药：

满族用新鲜冬青煮水泡洗（杨树、桦树、榆树均可）治疗肢体轻度冻伤。

【功能主治】祛风除湿，补益肝肾，养血安胎。

主要用途：

1. 风湿痹痛，腰膝酸软。

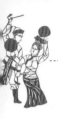

2. 胎动不安，胎漏下血。

3. 鲜冬青适量捣烂外敷治冻疮。

4. 治疗感冒咳嗽、高血压。

【现代研究】有降低血压作用。

山　楂

【别名】山里红、酸楂

【来源】蔷薇科植物山里红的
成熟果实。

【主要产地】东北、河北等地。

满族民间用药：

满族食用新鲜山楂调理过量饮
食引起的胃腹胀满，或用山楂加糖
熬煮食用。

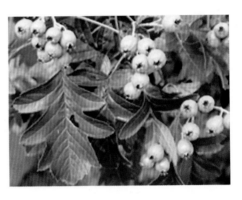

【功能主治】消食化积，行气散瘀。

主要用途：

1. 治疗饮食积滞证。对肉食积滞
之脘腹胀满、嗳气吞酸、腹痛便溏，
可单独食用。配伍莱菔子、神曲、木
香、青皮等，消食化积效果更明显。

2. 治疗泻痢腹痛、疝气痛。口服
焦山楂或山楂炭。

3. 治疝气痛，木香与橘核、荔枝
核等药，水煎服。

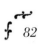

4. 配伍川芎、桃仁、红花等，治疗产后瘀阻腹痛、恶露不尽或痛
经、经闭。

5. 现代山楂制剂可预防和改善冠心病、高血压病、高脂血症、细菌性痢疾症状。

【现代研究】

山楂含脂肪酸，能促进脂肪消化，对胃肠功能有一定的调节作用。山楂还能增强免疫功能，抗血小板聚集，利尿，镇静，收缩子宫，抑菌。可用于治疗肝炎、月经不调、顽固性呃逆、冻疮等。

葛　花

【别名】葛条花

【来源】为豆科植物野葛的花。

【产地】全国多数地区。

满族民间用药：

全草煮水饮用，解酒醉。

【功能主治】健脾和胃，解酒毒，止血。

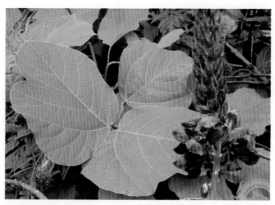

主要用途：解酒毒。治疗酒后烦热口渴、头痛头晕、脘腹胀满、呕逆吐酸等症。

黄　柏

【满语音名】勺浑炭古

【别名】黄波萝树皮、关黄柏

【来源】芸香科植物黄檗的干燥树皮。

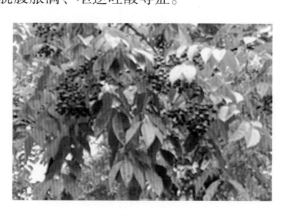

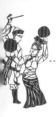

【主要产地】辽宁、吉林、河北等地。

满族民间用药：

黄柏、苍术等份煎水服治疗腹泻腹痛、痢疾等。

【功能主治】清热燥湿、解毒疗疮。

主要用途：

1. 黄柏治疗下焦湿热引起的小便短赤热痛等病证，配山药、芡实、茯苓、车前子等药。

2. 黄柏配伍白头翁、黄连、秦皮、栀子等药，治疗湿热泻痢、湿热郁蒸、黄疸。

3. 配伍苍术、牛膝、知母、熟地、龟甲等药，治疗湿热下注所致脚气肿痛、痿证或阴虚火旺痿证。

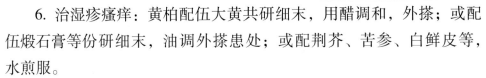

4. 配伍知母、生地黄、熟地黄、山药、龟甲等药，治疗骨蒸劳热、腰膝酸痛、盗汗遗精。

5. 配伍黄芩、黄连、栀子等，治疗疮疡肿毒、湿疹瘙痒。

6. 治湿疹瘙痒：黄柏配伍大黄共研细末，用醋调和，外搽；或配伍煅石膏等份研细末，油调外搽患处；或配荆芥、苦参、白鲜皮等，水煎服。

【现代研究】

黄柏对痢疾杆菌、伤寒杆菌、结核杆菌、金黄色葡萄球菌、溶血性链球菌等多种致病细菌均有抑制作用；对某些皮肤真菌、钩端螺旋体、乙肝表面抗原也有抑制作用；黄柏提取物有降压、抗溃疡、镇静、降血糖等作用。

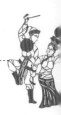

细　　辛

【满语音名】那勒赛浑

【别名】北细参、辽细辛

【来源】马兜铃科植物北细辛的干燥全草。

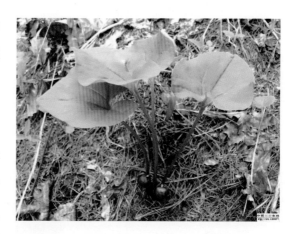

【主要产地】东北地区。

满族民间用药：

1. 用北细辛全草干品研细末，少许吹入鼻中，治疗外感风寒感冒之头痛、发热、咳嗽、鼻塞不通或鼻流清涕等症。

2. 新鲜北细辛水煎服或口嚼治疗牙痛、头痛。

3. 用鲜北细辛全草捣烂外敷痛处，治疗牙痛。

满族用细辛多以新鲜为主，药量也常常大于中医药师所用剂量。

注：细辛为有毒之药，用药量要严格掌握，细辛有"细辛不过钱，过钱赛人言（红矾）"之说。

【功能主治】解表散寒，祛风止痛，通窍，温肺化饮。

主要用途：

1. 细辛配伍羌活、防风、白芷等祛风止痛药，治疗风寒感冒，头身疼痛，鼻塞流涕。

2. 细辛配伍独活、川芎、麻黄等药，治疗外感风寒偏正头痛。

3. 细辛配伍蜂房煮水含漱治疗牙痛；细辛配伍生石膏、黄连、升麻等煮水治疗火热牙痛；治疗风冷牙痛，可单用细辛或与白芷、荜茇煮水含漱。

4. 细辛与白芷、苍耳子、辛夷等药水煎服，治疗鼻塞、流涕、头

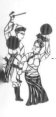

痛等疾病。

5. 细辛配伍麻黄、桂枝、干姜、茯苓、干姜、五味子等药，治疗气逆喘急、风寒、咳喘等症。

【现代研究】

细辛挥发油、水及醇提取物分别具有解热、抗炎、镇静、抗惊厥及局麻作用；挥发油有一定毒副作用。所含黄樟醚毒性较强，系致癌物质。

艾　　叶

【满语音名】崔哈

【别名】艾蒿

【来源】 为菊科植物艾的叶。

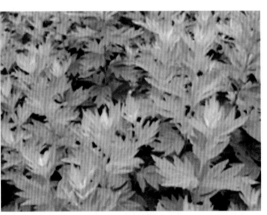

【主要产地】全国大部分地区均产。

满族民间用药：

1. 用燃烧艾叶产生的烟，祛除瘴气和蚊蝇等。

2. 将艾叶加工成艾绒后制成艾灸，外用治疗风湿寒痛、胃脘寒痛。

3. 将艾叶熬煮，浓缩，用黄酒冲服，治疗孕妇胎动不安。

【功能主治】温经止血、散寒调经、安胎。

艾叶是治疗妇科疾病的主要药物之一。

主要用途：

1. 治疗妇科出血病证，配伍阿胶、芍药、地黄、荷叶、柏叶等；治疗妇女小腹、子宫虚寒所致的崩漏、带下，用艾叶水煎服。

2. 治疗女性月经不调、痛经。

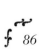

艾叶配伍香附、川芎、白芍、当归、吴茱萸、肉桂等药，治疗下焦虚寒引起的月经不调、经行腹痛、宫寒不孕及带下清稀等证。

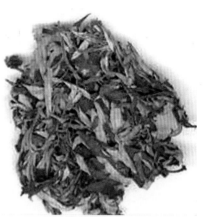

3. 艾叶炒热，熨敷腹脐，治疗子宫寒冷腹痛。

【现代研究】

艾叶能明显缩短出血和凝血时间，艾叶油对多种过敏性哮喘有对抗作用，具有明显的平喘、镇咳、祛痰作用，其平喘作用与异丙肾上腺素相近。对多种致病真菌、病毒均有不同程度的抑制作用；对子宫平滑肌有兴奋作用。

黄　芩

【别名】元芩、山茶根

【来源】为唇形科植物黄芩的干燥根。

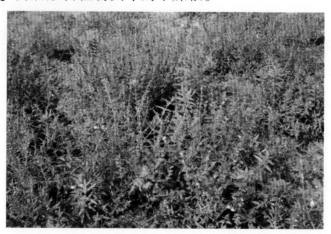

【主要产地】内蒙古、东北、河北、山西等地。

满族民间用药：

黄芩与白头翁草、马齿苋等煮水，治疗肠炎痢疾。

【功能主治】清热燥湿，泻火解毒，止血，安胎。

主要用途：

1. 配伍滑石、白豆蔻、通草等药，治疗胸闷恶心呕吐、身热不扬、舌苔黄腻等暑湿证；配伍黄连、干姜、半夏等药，治疗痞满呕吐；配伍黄连、葛根等药，治疗湿热之泄泻、痢疾。

2. 配伍苦杏仁、桑白皮、苏子、半夏等药，治疗肺热咳喘、多痰。

3. 配伍薄荷、栀子、大黄等药，治疗外感热病，发热口渴，尿赤便秘。

4. 配伍地榆、槐花，治疗血热便血；配伍当归，用治崩漏。

5. 配伍黄连、黄柏、栀子等药，治疗痈肿疮毒。

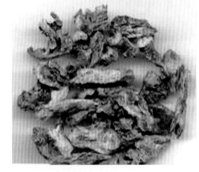

6. 黄芩配伍地黄、黄柏、白术、熟地黄、续断、人参等药，可治肾虚内热、胎动不安。

【现代研究】

黄芩有解热、降压、镇静、保肝、利胆、抑制肠管蠕动、降血脂、抗氧化、抗肿瘤等作用；黄芩水提物对前列腺素生物合成有抑制作用。

苦 参

【别名】苦骨、凤凰爪

【来源】为豆科植物苦参的干燥根。

【主要产地】我国各地均产。

满族民间用药：

满族用苦参煮水擦洗治疗皮肤瘙痒症。

【功能主治】清热燥湿，杀虫，利尿。

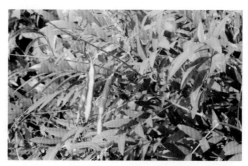

主要用途：

1. 苦参单味使用或配伍龙胆草、木香等药，治疗湿热泻痢、便血、黄疸等症。

2. 苦参配伍蛇床子、鹤虱等药，治疗湿热带下；配伍皂角、荆芥等药，治疗湿疹湿疮；配伍防风、蝉蜕、荆芥等药，治疗风疹瘙痒。

3. 苦参配伍石韦、车前子、栀子等药，治疗小便不利、灼热涩痛等症。

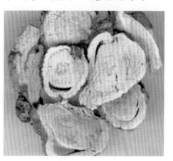

4. 外用苦参、黄柏、蛇床子，煎水外洗治疗湿疹、风疹、皮肤瘙痒症等；苦参、花椒煮汤液外搽，治疗疥癣；或将苦参、硫磺、枯矾研细末，香油调和外涂患处。

【现代研究】

煎剂对消化道各种菌均有抑制作用，对多种皮肤真菌也有抑制作用。可以治疗急性黄疸性肝炎、细菌性痢疾、慢性溃疡性结肠炎、扁桃体炎、妇科炎症疾病、神经性皮炎、湿疹、烫伤、尿路感染、心率失常、哮喘等种疾病；有降压作用。

紫 花 地 丁

【别名】地丁、小鸡菜、扁豆秧

【来源】为堇菜科植物紫花地丁的干燥全草。

【主要产地】我国长江下游至南部各省。

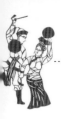

满族民间用药：

1. 鲜紫花地丁捣烂水煎服，治疗疖肿痈疮。

2. 鲜地丁、鲜蒲公英捣烂外敷，治疗乳房肿痛。

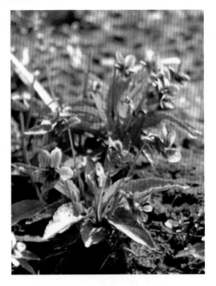

3. 鲜地丁水煎服及鲜地丁捣烂外敷咬伤处，治疗蛇虫咬伤。

4. 鲜紫花地丁水煎服，治疗尿血、便血等。

【功要主治】清热解毒，凉血消肿。

主要用途：

1. 配伍金银花、蒲公英、野菊花等清热解毒药，治疗疔疮肿毒、乳痈肠痈。

2. 用鲜地丁捣汁口服，或配雄黄少许，捣烂外敷咬伤处，治疗毒蛇咬伤。

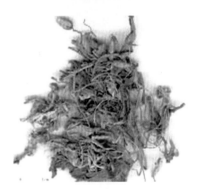

3. 地丁水煎服，治疗外感风热、肝火目赤肿痛等症。

【现代研究】

本品有明显的抗菌作用；有确切的抗病毒作用；本品尚有解热、消炎、消肿等作用。

知 母

【别名】蒜瓣子草、地参

【来源】为百合科植物知母的干燥根茎。

【主要产地】河北、山东、吉林等地。

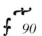

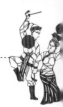

满族民间用药：

知母与菊花、麦冬等泡水饮用治疗咽喉肿痛、音哑。

【功能主治】清热泻火，生津润燥。

主要用途：

1. 配伍石膏水煎服，治疗外感发热、烦渴。

2. 知母配伍与天花粉、葛根等药使用，治疗虚热型消渴症。

3. 知母配伍黄柏、生地、贝母、杏仁、莱菔子等药，治疗骨蒸潮热、盗汗、心烦、肺热燥咳等症。

4. 知母配伍生地、玄参、麦冬等药，治疗阴虚肠燥便秘等症。

5. 知母与夏枯草煎水，湿敷患处，治疗头皮毛囊炎。

【现代研究】

知母浸膏动物实验表明，知母浸膏有防止和治疗大肠杆菌所致高热的作用；知母皂苷有抗肿瘤作用。

射　　干

【别名】扁竹、蝴蝶花

【来源】鸢尾科植物射干的干燥根茎。

【主要产地】湖北、河南、江苏、等地。

满族民间用药：

配伍清热解毒、生津止渴药物，治疗咽喉肿痛。

【功能主治】清热解毒，消痰，利咽。

主要用途：

1. 射干水煎服，治疗咽喉肿痛。或配伍升麻、甘草、荆芥、连翘、牛蒡子等药，治疗外感风热、咽痛音哑。

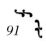

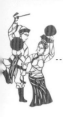

2. 射干配伍桑白皮、马兜铃、桔梗等药，治疗肺热咳喘，痰多而黄；配伍麻黄、细辛、生姜、半夏等药，治疗治疗寒痰咳喘，痰多清稀。

【现代研究】

射干对常见致病性真菌有较强的抑制作用；对外感及咽喉疾患中的某些病毒也有抑制作用；有抗炎、解热及止痛作用；尚有明显的利尿作用。

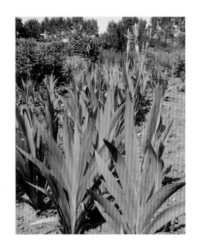

北 柴 胡

【满语音名】额第阿如特
【别名】柴草、竹叶柴胡

【来源】伞形科植物柴胡或狭叶柴胡的干燥根。

【主要产地】东北地区，河南、湖北、陕西等地区。

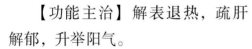

满族民间用药：

水煎服治疗胸肋胀满、月经不调、痛经。

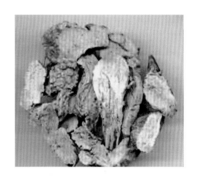

【功能主治】解表退热，疏肝解郁，升举阳气。

柴胡是治疗少阳半表半里病证的药物，外感风热、风寒表证皆可使用。

主要用途：

1. 柴胡配伍防风、生姜、葛根、羌活、黄芩、石膏等药，治疗风

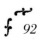

寒感冒，恶寒发热，头身疼痛；柴胡配伍菊花、薄荷、升麻等药，治疗风热感冒、发热、头痛或寒热往来、胸胁苦满、口苦咽干、目眩。

2. 柴胡配伍香附、川芎、当归、白芍、白术、茯苓等治疗肝郁气滞，胸胁或少腹胀痛，情志抑郁，妇女月经失调，痛经等症。

3. 柴胡配伍人参、黄芪、升麻等药，治疗因中气不足、气虚下陷所致的脘腹胀满、食少倦怠、久泻脱肛、子宫下垂、肾下垂等症状。

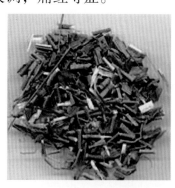

4. 柴胡配伍黄芩、常山、草果等药，治疗疟疾寒热。

【现代研究】

柴胡具有镇静、镇痛、解热、镇咳等中枢抑制作用。有抗肝损伤、利胆、降转氨酶、抑制胃酸分泌、抗溃疡、抑制胰蛋白酶等作用。柴胡煎剂对结核杆菌有抑制作用。柴胡还有抗感冒病毒、增强免疫功能、抗肿瘤等作用。

蒲　公　英

【别名】婆婆丁

【来源】菊科植物蒲公英或同属数种植物的干燥全草。

【主要产地】全国各地均有分布。

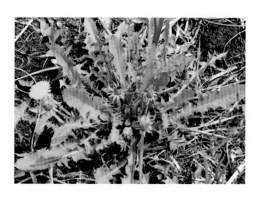

满族民间用药：

1. 满族用鲜蒲公英捣烂或熬煮浓缩成膏，外敷患处，治疗痈肿疔毒、乳痈、痄腮（腮腺炎）。

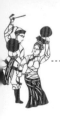

2. 将鲜蒲公英捣烂外敷，治疗蛇虫咬伤。

【功能主治】清热解毒，消肿散结，利湿通淋。

主要用途：

1. 蒲公英水煎浓缩治疗乳痈，或配伍瓜蒌、金银花、牛蒡子组方使用；治疗疗毒肿痛，配伍野菊花、紫花地丁、金银花组方使用；治疗肠痈腹痛，配伍大黄、牡丹皮、桃仁等；治疗肺痈，配伍鱼腥草、冬瓜仁、芦根；知母与板蓝根、玄参等配伍，还可治疗咽喉肿痛。

2. 蒲公英加白茅根、金钱草、车前子水煎服，治疗热淋涩痛等症。蒲公英加茵陈、栀子、大黄等治疗湿热黄疸。

3. 蒲公英与菊花、夏枯草、黄芩等配伍使用，水煎服治疗肝火上亢引起的目赤肿痛。

【现代研究】

蒲公英煎剂对金黄色葡萄球菌、溶血性链球菌及卡他球菌有抑制作用，对肺炎双球菌、白喉杆菌、福氏痢疾杆菌、绿脓杆菌有抑制作用。有利胆、保肝、抗内毒素及利尿作用。蒲公英地上部分有抗肿瘤作用。

紫 苏 叶

【别名】苏叶

【来源】为唇形科植物紫苏和野紫苏的叶或带叶小软枝。

【主要产地】全国各地广泛栽培。

【功能主治】散寒解表，宣肺化痰，行气和中，安胎，解鱼蟹毒。

主要用途：

1. 治疗慢性气管炎：苏叶配伍干姜、杏仁、桔梗等药，水煎服。

2. 治咳逆短气：紫苏茎叶、人参水煎服。

3. 治疗胎气不和，胀满疼痛：大腹皮、川芎、白芍药、陈皮、紫苏叶、当归、人参、炙甘草，水煎服。

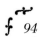

4. 治乳痈肿痛：紫苏煎服。

5. 治蛇虫咬伤、蟹中毒：紫苏叶煎服。

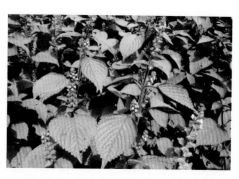

【现代研究】

本品具有解热、抑菌、升血糖作用，对内源性凝血系统有促进作用，能促进肠蠕动，亦有镇静作用。

紫苏子：

【功能主治】降气化痰，止咳平喘，润肠通便。

1. 降肺气，治疗痰壅气逆，咳嗽气喘，痰多胸痞。

2. 紫苏子配伍杏仁、火麻仁、瓜蒌仁等，治疗肠燥便秘。

【现代研究】

紫苏油有明显的降血脂作用，实验证实其有抗癌作用。

火 麻 仁

【别名】大麻仁、线麻子

【来源】为桑科植物大麻的干燥成熟果实。

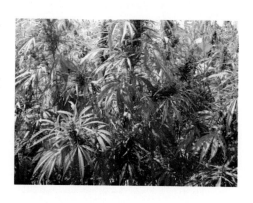

【主要产地】全国各地均有栽培。

满族民间用药：

1. 满族民间用法：将火麻仁捣烂温水冲服治疗大便干燥。

2. 或用火麻仁加入生地黄、当归制成栓剂外用，放入肛门内，通导大便。

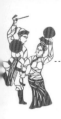

【功能主治】润肠通便，通淋，活血。

主要用途：

治疗肠燥便秘、消渴、热淋、风痹、痢疾、月经不调、疥疮、癣癫。

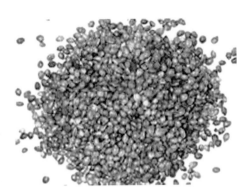

1. 治大便不通：用大麻子、紫苏子、松子仁、桃仁，炒熟研细粉冲服。

2. 治疗肿毒：大麻子捣烂和水，外敷患处之。

【现代研究】

有润滑肠通的作用，能降低血压以及阻止血脂上升。

锉　　草

【满语音名】木车日贺

【别名】木贼草、节骨草

【来源】为木贼科植物木贼的干燥地上部分。

【主要产地】东北及多数内地省区。

满族民间用药：

满族用锉草烧制成炭外敷治疗痔疮出血，将锉草炭粉涂抹患处。

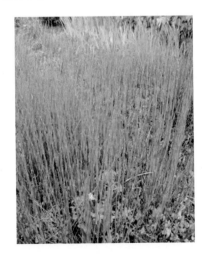

【功能主治】疏散风热，明目退翳。

主要用途：

1. 治疗风热目赤、迎风流泪、目生翳障：锉草配伍蝉蜕、谷精草、菊花、决明子、夏枯草、菊花等清肝明目药。

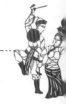

2. 治疗肠风下血：锉草配伍槐角、黄柏、益母草、五倍子等，研末，外用或内服。

【现代研究】

据临床报道，用香附与木贼配伍治疗扁平疣及扁平丘疹取得了较好的效果。

薄　荷

【别名】升阳菜、野仁丹草

【来源】唇形科植物薄荷的干燥地上部分。

【主要产地】江苏、浙江、湖南、长白山地区。

满族民间用药：

1. 治疗蜂叮肿胀，用鲜薄荷叶贴患叮咬处。

2. 鲜薄荷水煎服，治疗外感风热头痛、发热、咳嗽。

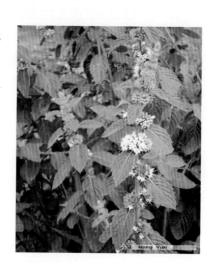

【功能主治】疏散风热，清利头目，利咽透疹，疏肝行气。

主要用途：

治疗外感风热、头痛、目赤、咽喉肿痛、食滞气胀、口疮、牙痛、疮疥、瘾疹。

1. 配伍金银花、连翘、牛蒡子、荆芥治疗风热感冒、头痛。

2. 配伍川芎、石膏、白芷、桑叶、菊花、蔓荆子等药，治疗头痛眩晕、目赤多泪、咽喉肿痛。

3. 配伍蝉蜕、牛蒡子、柽柳等药，治疗风热束表，麻疹不透；配伍荆芥、防风、僵蚕等祛风止痒药，治疗风疹瘙痒。

4. 配伍柴胡、白芍、当归等疏肝理气调经药物，治疗胸胁胀痛、

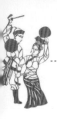
月经不调。

5. 配伍香薷、厚朴、金银花等，治疗暑湿浊气所致脘腹胀痛、呕吐泄泻。

【现代研究】

薄荷叶对治疗癌症有作用。薄荷水提取物，对单纯疱疹病毒、牛痘病毒、Semliki 森林病毒和流行性腮腺病毒均有抑制作用，但对流感却无效。

野　薄　荷

【满语音名】法尔萨

【别名】山薄荷、升阳菜、栀子花

【来源】为唇形科植物香青兰的全草。

【主要产地】东北及内蒙古等。

野薄荷与薄荷作用相同。

满族民间用药：

1. 新鲜野薄荷，水煎服，治疗感冒发热、头痛、咽喉肿痛、口舌生疮。

2. 新鲜野薄荷捣烂外敷，治疗蛇虫咬伤。

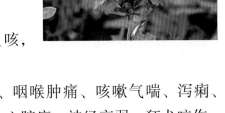

【功能主治】疏风清热，利咽止咳，凉肝止血。

主要用途：治疗感冒发热、头痛、咽喉肿痛、咳嗽气喘、泻痢、黄疸、吐血、衄血、风疹、皮肤瘙痒、心脏病、神经衰弱、狂犬咬伤。

北　豆　根

【别名】山地瓜根、野豆根

【来源】防己科植物蝙蝠葛的根茎。

【主要产地】东北、河北、内蒙古、四川等地。

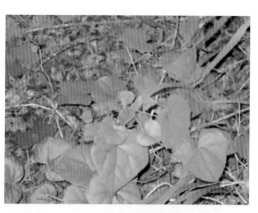

满族民间用药：鲜北豆根全草，煮水，饮用，治疗咽喉肿痛。

【功能主治】清热解毒，祛风止痛，利湿。

主要用途：治疗咽喉肿痛、肺热咳嗽、疖腮、口疮、齿龈肿痛、泻痢、黄疸、风湿痹痛、痔疮肿痛、蛇虫咬伤等。

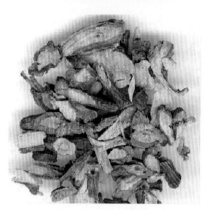

【现代研究】

对肠平滑肌有解痉作用，有降压作用，有抗结核作用，能抑制腹水或癌细胞，具有抗炎及镇咳祛痰作用。

北　五　味　子

【满语音名】孙扎木炭

【别名】山花椒

【来源】为木兰科植物五味子的干燥成熟果实。

【主要产地】主产于东北地区。

满族民间用药：

1. 用五味子水煮鸡蛋，每次服用鸡蛋 1～2 个，治疗因寒冷气候引起的咳嗽、气短、胸闷、呼吸不利等慢性气管疾病。

2. 用五味子、白矾等份研细末，开水冲服，或用煮熟的猪肺蘸药

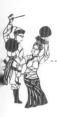

服用，每日 2 次，治疗哮喘、咳嗽。

【功能主治】收敛固涩，益气生津，补肾宁心。

主要用途：

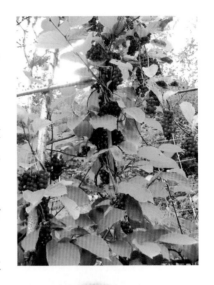

治疗咳嗽虚喘，梦遗滑精，尿颇遗尿，久泻不止，自汗盗汗，津伤口渴，心悸失眠。

1. 五味子配伍麻黄根、牡蛎等，治疗自汗、盗汗。

2. 五味子配伍菟丝子、山萸肉、杜仲、人参等，治疗遗精早泄、腰膝酸软、头晕耳鸣等症。

3. 五味子配伍生地、沙参、知母等，治疗阴虚内热口渴、消渴症等。

6. 五味子配伍酸枣仁、远志等，治疗心悸、失眠、多梦。

【现代研究】

对神经系统各级中枢均有兴奋作用，对大脑皮层的兴奋和抑制过程均有影响，使之趋于平衡；有镇咳和祛痰作用；能降低血压；对肝细胞有保护作用。另外，有用本药治疗神经官能症、克山病等的报道。

酸 枣 仁

【满语音名】朱浑瘦勒

【别名】枣仁、山枣仁、酸枣子

【来源】为鼠李科植物酸枣的干燥成熟种子。

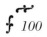

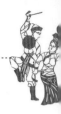

【主要产地】河北、陕西、辽宁、河南、山西、山东、甘肃等地。

满族民间用药:

酸枣仁炒熟适量,研磨筛细,口服,治疗心悸失眠。

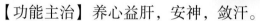

【功能主治】养心益肝,安神,敛汗。

主要用途:

1. 治疗阴虚血亏、心肝血虚、心悸怔忡、健忘失眠、多梦、眩晕等症。

2. 酸枣仁配伍五味子、山茱萸、黄芪等,治疗自汗、盗汗。

3. 酸枣仁配伍生地、麦冬、天花粉等,治疗伤津口渴咽干等症。

【现代研究】

具有镇静催眠及抗心律失常作用;抗惊厥、镇痛、降体温、降压作用;酸枣仁还有降血脂、抗缺氧、抗肿瘤、抑制血小板聚集、增强免疫功能及兴奋子宫作用。另有用酸枣仁等治疗脏躁、更年期综合征、皮肤瘙痒症、胃肠疾病引起的疼痛等。

蚂　蚁　菜

【满语音名】叶洛少给
【别名】马齿苋
【来源】马齿苋科植物马齿苋的干燥地上部分。
【主要产地】全国大部地区均产。

满族民间用药:

1. 用鲜马齿苋煮水去渣,将药液加入蜂蜜冲服,治疗腹泻、痢疾。

2. 用新鲜马齿苋捣烂外用,治疗蛇虫咬伤,外敷咬伤处。

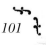

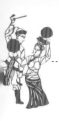

【功能主治】清热解毒，凉血止血，止痢，除湿通淋。

主要用途：

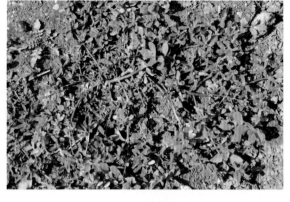

治疗热毒泻痢、热淋、赤白带下、崩漏、痔血、疮疡痈疖、丹毒、瘰疬、湿癣。

1. 鲜马齿苋是治痢疾的常用药物，单味药或组方均有很好的临床效果。

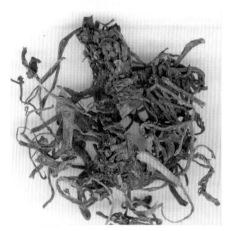

2. 治疗热毒疮疡。鲜马齿苋水煎口服或组方均可；或将鲜马齿苋捣烂外敷，治疗未溃烂的毒肿患处。

3. 鲜马齿苋单味药捣汁口服，配伍地榆、槐角、凤尾草等，治疗崩漏、便血。

【现代研究】

对痢疾杆菌有显著的抑制作用，对大肠杆菌、伤寒杆菌、金黄色葡萄球菌也均有一定抑制作用；能升高血钾浓度；有利尿和降低胆固醇等作用。

大 力 子

【满语音名】阿巴胡查打

【别名】牛蒡子、鼠粘子

【来源】菊科植物牛蒡的干燥成熟果实。

【主要产地】东北及浙江省。

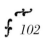

满族民间用药：

1. 用大力子水煎服，治疗咳嗽、咽喉肿痛、口干、目赤。

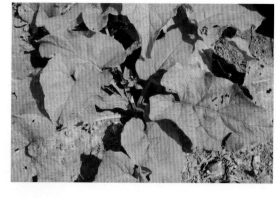

2. 大力子鲜茎叶煎水口服，治疗胃脘疼痛。

3. 大力子煮水口服，治疗外感风寒，咳嗽、咳痰。

4. 大力子煮水，治疗麻疹初期疹出不畅、热毒疔疮。

【功能主治】疏散风热，宣肺祛痰，利咽透疹，解毒消肿。

主要用途：

治疗风热咳嗽、咽喉肿痛、斑疹不透、风疹瘙痒、疮疡肿毒。

1. 大力子与薄荷、桔梗、山豆根等药组方，治疗咽喉红肿疼痛，或咳嗽痰多不利等症。

2. 大力子配伍薄荷、竹叶等，治疗麻疹不透、风疹瘙痒。

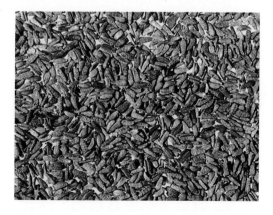

3. 大力子配伍蒲公英、黄连、黄芩、苦参等，治疗痈肿疮毒、丹毒、痄腮、喉痹。

【现代研究】

牛蒡子煎剂对肺炎双球菌有显著的抗菌作用。牛蒡子有解热、利尿、降低血糖、抗肿瘤作用。牛蒡子苷有抗肾病变作用。牛蒡子有治疗肾性蛋白尿、急性肾小球肾炎、糖尿病、慢性支气管炎急性发作、百日咳、三叉神经痛、周围性面神经麻痹、银屑病等病的作用。

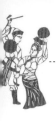

野 罂 粟

【别名】大烟花、米壳

【来源】罂粟科植物罂
粟成熟蒴果的外壳。

【主要产地】长白山地
区。

满族民间用药：

1. 用野罂粟全草或成熟
的果实水煎服，治疗急慢性
咳嗽气喘。

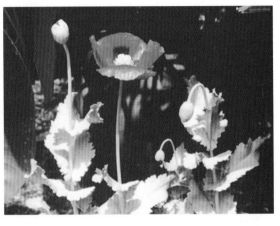

2. 用野罂粟全草或成熟
的果实水煎服，治疗泻痢、急性腹痛等疼痛症状。

3. 野罂粟全草煮水，治疗遗精、早泄。

【功能主治】涩肠止泻，敛肺止咳，固肾，止痛。

主要用途：治疗久咳劳嗽、喘
息、泄泻、痢疾、脱肛、遗精、白
带、心腹及筋疼痛。

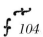

1. 野罂粟水煎口服，治疗腹泻、
痢疾、腹痛。

2. 野罂粟配伍乌梅肉、百合、
贝母等治疗肺虚久咳。

3. 野罂粟止痛作用明显，主要用于胃痛、腹痛、筋骨疼痛等疼痛
病证。单味使用也可收到治疗效果。

【现代研究】

其所含的吗啡、可待因等有显著的镇痛、镇咳作用，能使胃肠道
及其括约肌的张力提高，消化液分泌减少，便意迟钝而起止泻作用。

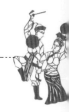

另外尚有用本品治疗烫伤，中、小面积烧伤，脑血栓形成，肺栓塞，肢端动脉痉挛及动脉栓塞性疼痛等。

天仙子

【别名】莨菪子、小颠茄子

【来源】本品为茄科植物莨菪的干燥成熟种子。

【主要产地】东北、华北、西北及山东、安徽、河南、四川、西藏等地。

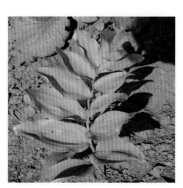

满族民间用药：

天仙子煮水，治疗肠炎腹痛、风湿痹痛。

【功能主治】解痉止痛，安心定痫。

主要用途：

治疗脘腹疼痛、风湿痹痛、风虫牙痛、跌打伤痛、喘嗽不止、泻痢脱肛、癫狂、惊痫、痈肿疮毒。

【现代研究】

可使心率加快；有类似阿托品作用；对肾功能衰竭有保护作用；对脊髓损伤有治疗作用。

玉竹

【满语音名】昂弟库热

【别名】萎蕤、葳蕤、山姜

【来源】百合科植物玉竹的根茎。

【主要产地】东北、华北、华东等地。

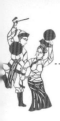

满族民间用药：

1. 满族将玉竹、黄精、知母等份熬水，口服或蒸熟食用，治疗咳嗽黄痰量多。

2. 将玉竹、黄精作保健食物用。

【功能主治】养阴润燥，生津止渴。

主要用途：

治疗机体阴虚病证。燥咳，劳嗽，咽干口渴，消渴，头昏眩晕等。

1. 玉竹配伍沙参、麦冬、地黄、贝母等，治疗肺阴虚证，干咳少痰，咳血，咽干，声音嘶哑等症。

2. 配伍石膏、知母、麦冬、天花粉等，治疗胃热伤津、口干舌燥、食欲不振、消渴等阴虚之症。

3. 配伍麦冬、酸枣仁等，治疗热伤心阴引起的烦热多汗、惊悸等。

【现代研究】

有促进抗体生成、提高巨噬细胞作用，促进干扰素合成，抑制结核杆菌生长，降血糖，降血脂，缓解动脉粥样斑块形成，强心，抗氧化，抗衰老等作用；对防治高血压病、萎缩性胃炎、黄褐斑等有作用。

黄　精

【别名】鸡头参、白及、山生姜。

【来源】百合科植物黄精的根茎。

【主要产地】河北、内蒙古、陕西及东北地区。

满族民间用药：

与玉竹相同。

【功能主治】补气养阴，健脾，润肺，益肾填精。

主要用途：

治疗阴虚肺燥咳嗽、脾虚乏力、食少口干、消渴、肾亏腰膝酸软、

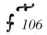

阳痿遗精、耳鸣目暗、白发、体虚羸瘦。

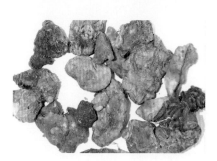

1. 黄精熬煮成膏，长期服用，治疗阴虚肺燥、干咳少痰及肺肾阴虚的咳喘；脾胃弱虚引起的面色萎黄，困倦乏力，口干食少，大便干燥。

2. 治疗肾精亏虚。黄精能补益肾精，延缓衰老。

【现代研究】

黄精能提高机体免疫功能，促进淋巴细胞转化作用；有抗结核杆菌作用；对多种致病性真菌有抑制作用；有抗衰老作用。

暴　马　子

【满语音名】依涅厄殿

【别名】暴马丁香

【来源】木犀科丁香属植物暴马丁香树干及枝条。

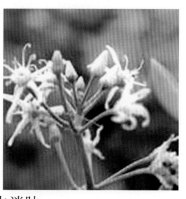

【主要产地】东北及内蒙古等地。

满族民间用药：

用暴马丁香枝条、花或果实，水煎服，治疗北方常见病、急慢性气管炎。

【功能主治】宣肺化痰，止咳平喘，利水消肿。

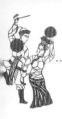

主要用途：

治疗慢性支气管炎、哮喘、肺热咳嗽、小便不利、心源性浮肿。

【现代研究】

有显著的祛痰作用，作用强度与同剂量桔梗相当，对于气管纤毛上皮运动则反有抑制。有非常明显的平喘作用，对肺炎双球菌和流感杆菌有中度抑菌作用，有退热作用。

马　兜　铃

【别名】兜铃、葫芦罐、蛇参果

【来源】马兜铃科植物北马兜铃的成熟果实。

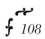

【主要产地】黑龙江、吉林、河北等地。

满族民间用药：

马兜铃果实煮水服用，治疗慢性咳嗽、气喘、咽喉肿痛。

【功能主治】清肺化痰，止咳平喘，清肠消痔。

主要用途：

治疗肺热咳嗽、多痰、肺虚久咳、肠热痔血、痔疮肿痛。

1. 马兜铃配伍桑白皮、黄芩、枇杷叶等，治疗肺热咳喘、多痰。

2. 马兜铃配伍生地、白术、地榆、槐角等药，治疗痔疮肿痛或出血。

【现代研究】

明显止咳作用，煎剂有微弱祛痰作用；舒张支气管，缓解支气管痉挛。对多种致病真菌有抑制作用。

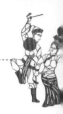

贝　　母

【别名】 勤母、药实

【来源】 百合科植物川贝母的鳞茎。

【主要产地】 四川、云南、甘肃等地，东北地区也有分布。

满族民间用药：

配伍其他清肺止咳药物使用，治疗各种咳喘病证。

【功能主治】 清热化痰，润肺止咳，散结消肿。

主要用途：

治疗肺虚久咳、虚劳燥热咳嗽，各种痈肿瘰疬。

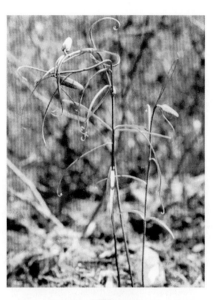

1. 贝母配伍沙参、麦冬等，治疗肺阴虚劳咳嗽、多痰。

2. 贝母配伍玄参、牡蛎、蒲公英、鱼腥草等药，治疗各种痈肿瘰疬。

【现代研究】

贝母有镇咳作用，川贝母流浸膏、

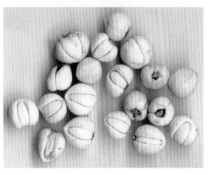

川贝母碱均有不同程度的祛痰作用，还有解痉、降压作用，能增加子宫张力，抗溃疡。

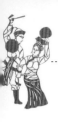

杏 仁

【别名】杏核仁、苦杏仁

【来源】蔷薇科植物东北杏、山杏的成熟种子。

【主要产地】东北、华北、西北及长江流域。

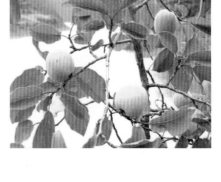

满族民间用药：

1. 苦杏仁和五味子，加入冰糖煮水，口服，治疗慢性咳喘病。

2. 配伍其他清肺止咳药物使用，治疗各种咳喘病证。

【功能主治】止咳平喘，润肠通便。

主要用途：

治疗咳嗽气喘、胸痹、食滞脘痛、肠燥便秘。

1. 杏仁配伍麻黄、甘草，治疗风寒咳喘，胸闷气逆；配伍桑叶、菊花、贝母、沙参，治疗肺热咳喘。

2. 配伍柏子仁、郁李仁等，治疗肠燥便秘。

3. 苦杏仁焙制后捣细，香油调和，外涂可治疗脓疮、黄水疮。

4. 治疗足癣，用醋煮苦杏仁的药液，涂擦足部。

【现代研究】

苦杏仁有镇咳平喘作用。所含蛋白质成分还有明显的抗炎及镇痛作用。治疗慢性咽炎和以杏仁为主治疗上消化道溃疡，有一定效果。

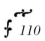

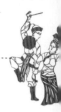

桔　　梗

【满语音名】捋车

【别名】苦桔梗、道拉基、土人参

【来源】桔梗科植物桔梗的根。

【主要产地】东北、华北地区，其他地区也有分布。

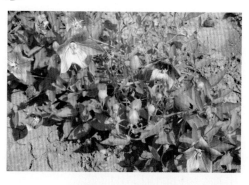

满族民间用药：

1. 满族用桔梗、杏仁、五味子等份水煎服，治疗胸闷气短、气咳喘痰多。

2. 作保健食物用。

【功能主治】宣肺祛痰，利咽止咳，排脓。

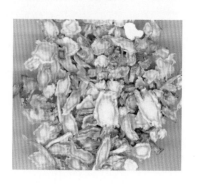

主要用途：

治疗咳嗽痰多、咽喉肿痛、肺痈、胸闷胁痛、痢疾腹痛、小便不利。

1. 桔梗配伍紫苏、杏仁，治疗风寒咳嗽痰多；桔梗配伍桑叶、菊花、杏仁，治疗风热咳嗽痰多；痰滞胸痞，常配枳壳用。

2. 桔梗配伍甘草，治疗咽喉肿痛。

3. 桔梗配伍鱼腥草、冬瓜仁等，治疗肺痈咳嗽胸痛，咯痰腥臭。

4. 治疗便秘。

【现代研究】

桔梗有镇咳作用，有增强抗炎和免疫作用；桔梗粗皂苷有镇静、镇痛、解热作用，又能降血糖、降胆固醇，松弛平滑肌。桔梗皂苷有很强的溶血作用

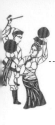

马　　勃

【满语音名】克库尼担嘎逆

【别名】马粪包、马屁包

【来源】灰包科真菌马勃的干燥子实体。

【主要产地】全国大部分地区有产。

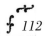

满族传统用药：

满族用马勃的干燥粉治疗外伤出血，外涂伤口出血处。

【功能主治】清热解毒，利咽，止血。

主要用途：

治疗咽喉肿痛，咳嗽失音，吐血衄血，诸疮不敛。

1. 马勃粉配伍牛蒡子、玄参、板蓝根等，治疗咽喉肿痛、咳嗽、音哑。

2. 马勃粉配伍其他止血药，治疗吐血衄血等。

3. 治疗外伤出血，用马勃粉撒敷出血伤口。

4. 马勃粉外敷治疗臁疮不敛。

【现代研究】

有止血作用，对口腔及鼻出血有明显的止血效果。其煎剂对金黄色葡萄球菌、绿脓杆菌、变形杆菌及肺炎双球菌均有抑制作用，对少数致病真菌也有抑制作用。

土　三　七

【满语音名】贝兰拿旦

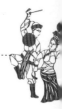

【别名】景天三七、菊三七

【来源】为菊科植物菊叶三七的根或全草。

【主要产地】东北地区，其他地区有人工种植。

满族民间用药：

1. 用土三七鲜茎叶捣烂外敷治疗跌打损伤、腰腿扭伤。

2. 用土三七鲜品或根茎适量煮鸡蛋，同时服用鸡蛋和药汤治疗跌打扭伤疼痛。

3. 煮水服用，治疗痈疮肿疡、乳痈。

【功能主治】止血，散瘀，消肿止痛，清热解毒。

主要用途：

治疗吐血、咯血、衄血、便血、崩漏、外伤出血、痛经、跌打损伤、风湿痹证、疮痈疔疗、虫蛇咬伤。

1. 鲜土三七水煎服，治疗妇女白带、崩漏。

2. 鲜土三七捣烂外敷，治疗跌打损伤。

3. 土三七水煎，加红糖饮用，治疗尿血。

【现代研究】

治疗消化道、肺及支气管出血、血液病出血、溃疡病合并上消化道出血；治疗妇科各种出血；对外科手术出血也有作用；对部分病人有提升血小板和白细胞的作用。

仙　鹤　草

【别名】龙牙草、鹤草芽

【来源】蔷薇科植物龙牙草的全草。

【产地】产于全国各地。

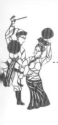

满族民间用药：

1. 用仙鹤草、益母草等份水煎服，治疗妇女崩漏带下、腰腹痛。

2. 新鲜仙鹤草，水煎口服治疗尿血、便血等出血疾病。

【功能主治】收敛止血，止痢，截疟，杀虫，补虚。

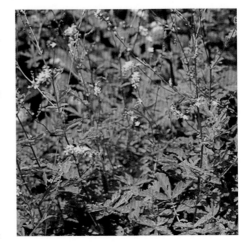

主要用途：

治疗咯血、吐血、尿血、便血、痢疾便血、跌打创伤出血。

1. 仙鹤草可分别与生地、侧柏叶、牡丹皮、党参、熟地、炮姜、艾叶等益气补血、温经止血药组方，治疗各种出血症状。

2. 新鲜仙鹤草水煎服，治疗脓血便痢疾。

3. 仙鹤草研末冲服或水煎口服，治疗疟疾寒热。

4. 仙鹤草能解毒杀虫，可用于治疗疮疖痈肿、阴痒带下。

【现代研究】

仙鹤草醇浸膏能收缩周围血管，有明显的促凝血作用；仙鹤草素能加强心肌收缩，使心率减慢；仙鹤草中的主要成分鹤草酚对猪肉绦虫、囊尾蚴、幼虫、莫氏绦虫和短壳绦虫均有确切的抑杀作用，对疟原虫和阴道滴虫有抑制和杀灭作用；有抗菌消炎、抗肿瘤、镇痛等作用。

红　　花

【别名】草红花、刺红花、金红花

【来源】菊科植物红花的筒状花冠。

【主要产地】河南、湖北、四川、云南、浙江等地，其他地区也有栽培。

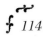

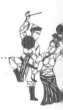

满族民间用药：

草红花泡酒治疗腰腿疼痛，或配伍其他活血药物组方，治疗跌打损伤。

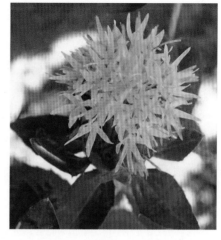

【功能主治】活血通经，祛瘀止痛。

主要用途：

1. 治疗妇产科血瘀病

红花分别与当归、川芎、桃仁、赤芍、延胡索、香附、当归、赤芍、桃仁、荷叶、蒲黄、牡丹皮等药物组方，治疗痛经、经闭、产后瘀滞腹痛等妇产科血瘀病证。

2. 治疗癥瘕积聚，配伍三棱、莪术、香附等药。

3. 治疗胸痹心痛、血瘀腹痛、胁痛，分别与桂枝、瓜蒌、丹参、桃仁、川芎、柴胡、大黄等组方使用。

4. 治疗跌打损伤、瘀滞肿痛，红花与木香、苏木、乳香、没药等药组方使用。

5. 将红花加工成红花油、红花酊涂擦患处，治疗跌打损伤、红肿疼痛等症状。

【现代研究】

有轻度兴奋心脏、降低冠脉阻力、增加冠脉流量和心肌营养性血流量的作用；能扩张周围血管，降低血压；能显著提高耐缺氧能力。煎剂对子宫和肠道平滑肌有兴奋作用。

益 母 草

【别名】益母、坤草

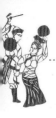

【来源】唇形科植物益母草的地上部分。

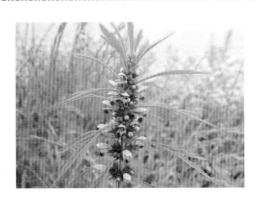

【主要产地】我国大部分地区均产。

满族民间用药：

新鲜益母草熬煮成益母草膏服用，治疗妇女痛经、产后腹痛等妇女疾病。

【功能主治】活血调经，利水消肿，清热解毒。

益母草是治疗妇产科疾病的重要药物。可熬制益母草膏口服，或配伍其他药物使用。

主要用途：

治疗妇女月经不调、瘀血腹痛、跌打损伤、小便不利、水肿。

1. 益母草配伍当归、丹参、川芎、赤芍、乳香等药，治疗妇女月经不调、痛经、产后恶露不尽、胎死腹中、产后腹痛。

2. 益母草与白茅根、泽兰、车前子、石韦、木通等药组方，治疗水肿、小便不利、血淋、尿血。

3. 益母草配伍川芎、当归等，治疗跌打损伤瘀痛、疮痈肿毒、皮肤瘾疹。

本品既能活血散瘀以止痛，又能清热解毒以消肿。

4. 益母草配伍黄柏、蒲公英、苦参等水煎口服，或单用外洗或新鲜益母草捣烂外敷，治疗疮痈肿毒、皮肤湿疹。

【现代研究】

所含益母草碱对多种动物的子宫有兴奋作用；益母草有强心、增加冠脉流量和心肌营养性血流量的作用；对血小板聚集、血栓形成以及红细胞的聚集有抑制作用。益母草能改善肾功能，益母草碱有明显的利尿作用；另有用益母草治疗高黏血症。

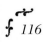

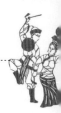

地　　榆

【别名】黄瓜香

【来源】蔷薇科植物地榆的根。

【主要产地】我国各地均有分布。

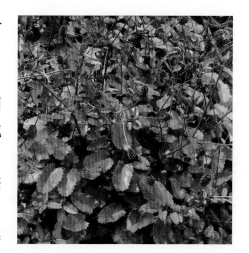

满族民间用药：

1. 治疗痔疮便血、脱肛等，用地榆水煎，口服，或将地榆烧制成炭外涂患处。

2. 鲜地榆叶捣烂外敷，治疗疮疡痈肿。

【功能主治】凉血止血，清热解毒，消肿敛疮。

主要用途：

治疗吐血、咯血、衄血、尿血、便血、痔血、血痢、崩漏、赤白带下、疮痈肿痛、湿疹、水火烫伤、蛇虫咬伤。

1. 地榆主要用于血热出血证。地榆配伍生地黄、白芍、黄芩、槐花等，治疗内热便血；地榆配伍槐角、防风、黄芩、枳壳等，治疗痔疮出血，血色鲜红病证；地榆配伍生地黄、黄芩、牡丹皮等，治疗血热崩漏量多色红、口干舌燥等症。

2. 主要治疗烫伤、湿疹、疮疡痈肿。

地榆或烧炭研细末，用麻油调和，外敷烧烫伤处，或配伍大黄粉、黄连、冰片研末外敷；配伍煅石膏、枯矾研末外敷患处，治疗疮疡痈肿。

3. 地榆煎煮，药汁浸洗，治疗湿疹。

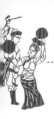

【现代研究】

地榆煎剂可明显缩短出血和凝血时间，生地榆止血作用明显优于地榆炭；对烧伤、烫伤及伤口的愈合有明显的作用。

蒲　棒（蒲黄）

【满语音名】沃无吉哈

【别名】蒲棒花粉、蒲黄草

【来源】香蒲科植物水烛香蒲或同属植物的干燥花粉。

【主要产地】浙江、湖北、山东等，吉林少量。

满族民间用药：

用蒲棒粉炒制成炭外敷治疗外伤出血处，水煎口服治疗便血、尿血、妇女崩漏等症。

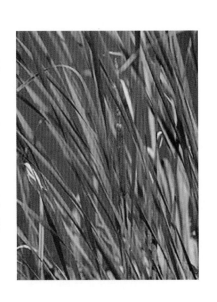

【功能主治】止血，化瘀，利尿。

主要用途：

治疗吐血、咯血、衄血、尿血、便血、痛经、崩漏、外伤出血。

1. 蒲黄（或炒炭）单味药和配伍其他药物使用，治疗各种出血症。治疗外伤出血，多单独使用，外敷出血处。

2. 蒲黄配伍五灵脂、元胡、香附子、当归、白芍、艾叶等，治疗瘀血经痛、产后疼痛，或跌打损伤、瘀血肿胀、疼痛等症。

3. 蒲黄配伍生地、车前子、芦根、海金沙等，治疗血尿。

【现代研究】

本品有促进凝血作用，且作用显著而持久；对离体子宫有兴奋性作用，可使离体肠蠕动增强；此外，蒲黄还具有抗炎、利胆、利尿、

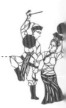

镇痛、平喘及抗缺血再灌注损伤等作用。

血　见　愁

【满语音名】申给沙奏

【别名】大叶灰菜、八角灰菜

【来源】为藜科藜属植物杂配藜以地上部分入药。

【主要产地】东北及内蒙古、山东等地区。

满族民间用药：

用血见愁鲜茎叶煮鸡蛋或单味水煎服，治疗妇女月经不调、崩漏等妇科疾病。

【功能主治】益气止血，活血解毒，调经，止血。

主要用途：

治疗妇女崩漏、经血不调、吐血、衄血、咯血、尿血、疮痈肿毒。

1. 鲜血见愁水煎，治疗妇女经血不调、经期腹痛。

2. 血见愁、蒲黄炭、藕节炭水煎服，治疗妇女崩漏症。

3. 血见愁、白茅根、小蓟、木通水煎服，治疗尿血。

【现代研究】

具有收敛、止血作用。

茜　　草

【别名】血见愁、过山龙、拉拉秧

【来源】茜草科植物茜草的干燥根及根茎。

【主要产地】安徽、河南、陕西、东北地区。

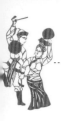

满族民间用药：

1. 茜草泡酒，治疗跌打损伤、红肿疼痛。

2. 鲜茜草捣烂，外敷腹部，治疗结肠炎腹痛。

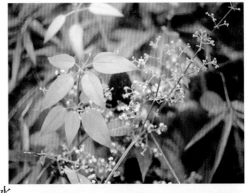

【功能主治】凉血化瘀止血，通经。

主要用途：

治疗各种出血症、产后腹痛、跌打损伤、风湿痹痛、疮痈疖肿。

1. 治疗吐血不止：单用本品水煎服；治疗衄血，茜草加艾叶、乌梅；治疗血热崩漏：茜草加生地、生蒲黄、侧柏叶等；治疗气虚不摄的崩漏下血：茜草加黄芪、白术、山茱萸等；治尿血：茜草加小蓟、白茅根。

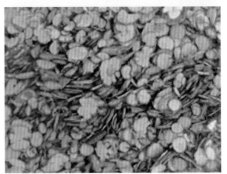

2. 治疗跌打损伤、风湿痹痛、妇女血滞经闭：配伍桃仁、红花、当归等；治疗跌打损伤：配伍三七、乳香、没药；治疗血瘀痹证，配伍鸡血藤、海风藤、延胡等。

【现代研究】

有明显的促进血液凝固作用；煎剂有镇咳和祛痰作用，水提取液对金黄色葡萄球菌、肺炎双球菌、流感杆菌和部分皮肤真菌有一定抑制作用。

芦　　根

【别名】芦茅根、苇子根
【来源】为禾本科植物芦苇的新鲜或干燥根茎。

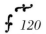

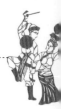

【主要产地】全国各地均有分布。

满族民间用药：

用鲜芦根煮水口服，治疗呕吐。

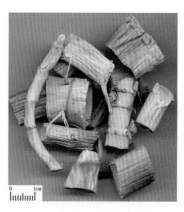

【功能主治】清热泻火，生津止渴，除烦，止呕，利尿。

主要用途：

治疗热病烦渴、胃热呕吐、噎膈、反胃、肺痿、肺痈。

1. 芦根水煎服，或配伍其他清热药，治疗尿急、尿频等小便不利症状。

2. 水煎口服可用于解河豚鱼毒。

【现代研究】

芦根有解痉、镇静、镇痛、降血压、降血糖作用，有雌性激素样作用。

木　通

【别名】东北木通、苦木通

【来源】为马兜铃科植物木通马兜铃的木质茎。

【主要产地】东北地区，山西、陕西、甘肃等地。

国内有研究资料表明，关木通含马兜铃酸，能引起肾脏损害等不良作用，目前已经被禁止临床使用。以木通或川木通代替关木通。

【功能主治】利尿通淋，清心火，通经下乳。

主要用途：

治疗小便不利、浑浊、水肿、烦热、喉痹咽痛、妇女经痛、乳汁不通。

1. 治疗膀胱湿热、小便短赤、涩痛：木通配伍车前子、滑石等药；治疗热淋涩痛、水肿：木通配伍猪苓、桑白皮等。

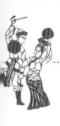

2. 治疗口舌生疮、心烦尿赤：木通配伍生地黄、甘草、竹叶等。

3. 治疗产妇乳汁不通、乳少：木通配红花、桃仁、丹参、王不留行、穿山甲等。

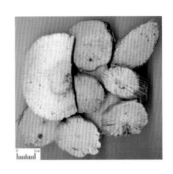

4. 治疗湿热痹痛：木通配桑枝、薏苡仁、牛膝、杜仲、当归、川芎等。

【现代研究】

木通有明显的利尿作用，灰分则无利尿作用。木通水浸剂或煎剂对多种致病真菌有不同程度的抑制作用。

车前草（车前子）

【满语名】niyehetungge

【别名】车轱辘草、车前草

【来源】为车前科植物车前草或车前草成熟种子。

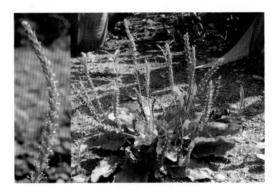

【主要产地】全国各地均有分布。

满族民间用药：

1. 满族用新鲜的车前草水煎服治疗小便不通或尿频、尿急、尿痛等疾病。

2. 用鲜车前草加鲜石韦、鲜黄花菜水煎服，治疗小便不通、小腹疼痛等。

3. 车前子水煎口服，治疗腹胀、小便不利等。

【功能主治】利水通淋，清肝明目，清肺化痰，止泻。

主要用途：

治疗小便不通、淋浊、带下、尿血、暑湿泻痢、咳嗽多痰、湿痹、

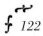

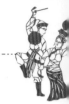

目赤障翳。

1. 车前子分别与木通、滑石、瞿麦、猪苓、茯苓、泽泻、牛膝、熟地黄、山茱萸、肉桂组方，治疗淋证、肾虚水肿。

2. 车前子与香薷、茯苓、白术、白芍、麦芽、党参等药组方，治疗脾虚泄泻。

3. 车前子配伍熟地黄、枸杞子、菟丝子、菊花、决明子等养肝明目药，治疗目赤肿痛。

4. 车前子配伍瓜蒌、浙贝母、枇杷叶等清肺化痰药，治疗痰热咳嗽。

【现代研究】

本品有显著的利尿作用，还能促进呼吸道黏液分泌，稀释痰液，有祛痰作用。对各种杆菌和葡萄球菌均有抑制作用。车前子提取液有预防肾结石形成的作用。

八 股 牛

【别名】白鲜皮、北鲜皮、山牡丹

【来源】为芸香科植物白鲜的干燥根皮。

【主要产地】东北、河北、四川、江苏等地。

满族民间用药：

用白鲜皮煮水，口服，治疗风湿疹、过敏性皮炎、皮肤瘙痒症、各类皮肤癣症。

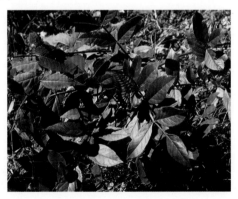

【功能主治】清热燥湿，祛风解毒。

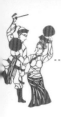

主要用途：

治疗湿热疮毒、湿疹、疥癣、风湿热痹、黄疸尿赤。

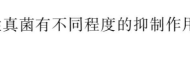

1. 八股牛配伍苍术、苦参、连翘、防风、地肤子等药，治疗湿热疮毒、湿疹、疥癣。

2. 八股牛配伍茵陈等药，治疗湿热黄疸。

3. 八股牛配伍苍术、黄柏、薏苡仁等，治疗风湿热痹。

【现代研究】

八股牛水浸剂对多种致病性真菌有不同程度的抑制作用，并有解热作用。

蛇 床 子

【别名】蛇米、野茴香

【来源】为伞形科植物蛇床的成熟果实。

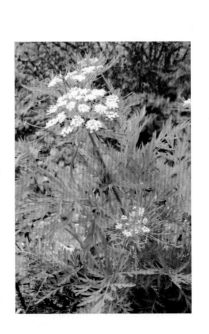

【主要产地】河北、山东、浙江等地，其他地区也有分布。

满族民间用药：

蛇床子适量水煎煮，外用治疗皮肤瘙痒、外阴瘙痒，红肿疼痛。

【功能主治】温肾助阳，祛风，燥湿，杀虫。

主要用途：

治疗男子阳痿、阴囊湿痒，女子带下

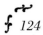

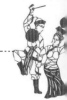

阴痒、宫寒不孕，风湿痹痛，疥癣湿疮。

1. 外用　蛇床子配伍苦参、黄柏、白矾等，煮水外洗，治疗阴部湿痒、湿疹、疥癣；蛇床子研粉，猪油调和，外涂，治疗疥癣瘙痒。

2. 蛇床子配伍山药、杜仲、牛膝等药，治疗寒湿带下、湿痹腰痛。

3. 蛇床子配伍当归、枸杞、淫羊藿、肉苁蓉等，治疗肾虚阳痿、宫冷不孕。

【现代研究】

蛇床子提取物有雄激素样作用。有抗心律失常、降低血压、祛痰平喘、抗骨质疏松、杀精子等作用。可治疗宫颈糜烂、阴道炎、女阴白色病变、慢性盆腔炎、不孕症、周围神经炎等。

防　　风

【别名】山芹菜、屏风

【来源】 为伞形科植物防风的根。

【主要产地】东北及内蒙古东部。

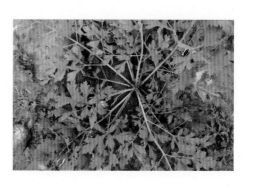

满族民间用药：

防风煮水，外洗，治疗皮肤瘙痒、湿疹、癣症。

【功能主治】发表，祛风，胜湿，止痛。

主要用途：

治疗外感风寒、头痛目眩、项强、风寒湿痹、骨节酸痛、破伤风。

1. 防风配伍荆芥、羌活、独活等药，治风寒表证，头痛身痛，恶风寒；防风配伍羌活、藁本、川芎等药，治外感风湿、头痛、困乏；防风配伍薄荷、蝉蜕、连翘等辛凉解表药，治疗风热表证、发热恶风、

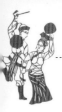

咽痛口渴。

2. 防风水煎，口服，治疗风疹瘙痒。

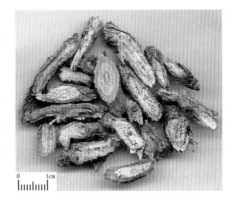

3. 防风配伍麻黄、白芷、苍耳子、桂枝、羌活、独活等，治疗风寒湿症；防风配伍薄荷、蝉蜕、僵蚕等药，治疗风热症；防风配伍土茯苓、白鲜皮、赤小豆等，治疗风湿热症。

3. 防风配伍天麻、天南星等祛风止痉药，治疗四肢抽搐、项背强急、角弓反张等破伤风症状。

【现代研究】

本品有解热、抗炎、镇静、镇痛、抗惊厥、抗过敏作用。

石 韦

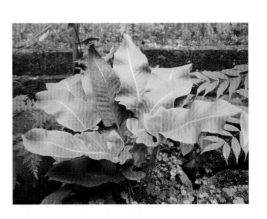

【别名】长柄石韦、石剑、石耳朵

【来源】为水龙骨科植物石韦或有柄石韦的干燥叶。

【主要产地】浙江、湖北、河北等，其他地区也有分布。

满族民间用药：

用鲜石韦煮水，治疗小便不利、尿痛。

【功能主治】利尿通淋，清热止血。

主要用途：

治疗热淋、血淋、石淋、小便不通、吐血、衄血、崩漏、肺热喘咳。

1. 石韦配伍当归、蒲黄、芍药、滑石等药，治疗膀胱湿热引起的小便淋沥涩痛。

2. 石韦配伍鱼腥草、黄芩、芦根等，治疗肺热咳喘气急。

3. 石韦配伍侧柏叶、栀子、丹参等，治疗吐血、衄血、尿血、崩漏。

【现代研究】

煎剂对金黄色葡萄球菌、变形杆菌、大肠杆菌等有不同程度的抑制作用。有抗病毒、镇咳、祛痰作用。

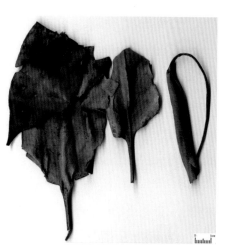

芍　药

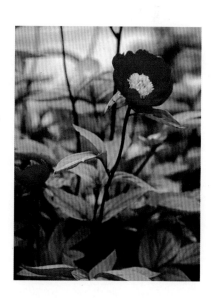

【满语音名】丹衣勒哈

【别名】草芍药、山芍药、木芍药、臭牡丹根

【来源】为毛茛科植物赤芍的干燥根。

【主要产地】全国大部分地区均产。

满族民间用药：

用芍药根煮水，治疗腹泻腹痛。

【功能主治】祛瘀，止痛，凉血，消肿。

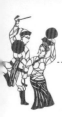

主要用途：

治疗瘀滞经闭、疝瘕积聚、腹痛、胁痛、衄血、血痢、肠风下血、目赤、痈肿。

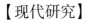

1. 芍药配伍牡丹皮、生地黄、白茅根等药，治疗血热引起咳血、吐血、便血、妇女经血过多。

2. 芍药配伍银花、天花粉、连翘、栀子、玄参等药，治疗目赤肿痛、痈肿疮疡。

3. 芍药配伍当归、川芎、元胡、柴胡、牡丹皮、桃仁、红花等药，治疗肝郁胁痛、经闭痛经、癥瘕腹痛、跌打损伤。

【现代研究】

能扩张冠状动脉、增加冠脉血流量；有抑制血小板聚集作用；有镇静、抗炎止痛作用；有抗惊厥作用、解痉作用；对多种病原微生物有较强的抑制作用。

牡 丹 皮

【满语音名】穆达衣勒哈

【别名】丹皮、粉丹皮、条丹皮

【来源】为毛茛科植物牡丹的干燥根皮。

【主要产地】全国各地多有栽培。

满族民间用药：

水煎服或配伍风湿药物，治疗寒湿痹痛。

【功能主治】清热凉血，活血化瘀。

主要用途：

治疗温毒发斑、吐血衄血、夜热早凉、无汗骨蒸、经闭痛经、痈肿疮毒、跌仆伤痛。

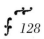

1. 牡丹皮配伍水牛角、生地黄、赤芍、栀子、大黄、黄芩、大蓟、茜草等药，治疗阴虚血热引起的各种出血症。

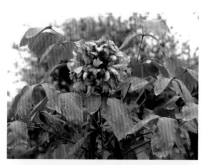

2. 牡丹皮配伍鳖甲、知母、生地黄等药，治疗阴虚发热、心烦失眠。

3. 牡丹皮配伍桃仁、川芎、桂枝等药，治疗血滞痛经。

4. 牡丹皮配伍红花、乳香、没药等，治疗跌打损伤。

5. 牡丹皮配伍大黄、白芷、甘草、大黄、芒硝等药，治疗痈肿疮毒初起。

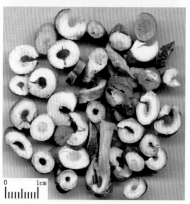

【现代研究】

有抗炎作用；牡丹皮的醇提取物有抑制血小板作用；牡丹酚有镇静、降温、解热、镇痛、解痉等中枢抑制作用，有抗动脉粥样硬化、利尿、抗溃疡、促使动物子宫内膜充血等作用。

薤 白

【满语名】niyanara

【别名】小根蒜、野蒜

【来源】为百合科植物小根蒜或薤的地下干燥鳞茎。

【主要产地】全国各地均有分布。

满族民间用药：

直接食用，防治肠胃不适或腹泻腹痛。

【功能主治】理气宽胸，通阳散结。

主要用途：

治疗胸痹心痛彻背、胸脘痞闷、咳喘痰多、脘腹疼痛、泄痢后重、

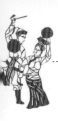

白带、疮疖痈肿。

1. 薤白与瓜蒌、半夏、枳实、丹参、川芎、瓜蒌皮等组方，治疗胸痹证。

2. 薤白与高良姜、砂仁、木香、枳实等组方，治疗脘腹痞满胀痛、泻痢里急后重。

【现代研究】

薤白煎剂对痢疾杆菌、金黄色葡萄球菌、肺炎球菌有抑制作用。

浮　　萍

【满语音名】英生力沃而霍

【别名】水萍、浮萍草

【来源】为浮萍科植物紫萍的干燥全草。

【主要产地】全国各地池沼均有产。

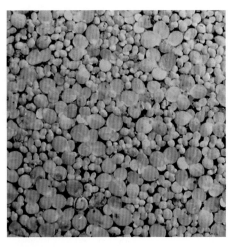

满族民间用药：

满族用鲜浮萍或加入鲜石韦、黄花菜、鲜车前草，水煎口服，治疗尿急、尿频或小便不利、水肿、腹痛等疾病。

【功能主治】发汗，祛风，行水，清热，解毒。

主要用途：

治疗水肿、癃闭、风疹、皮肤瘙痒、疮癣、丹毒、烫伤。

【现代研究】

有利尿作用，有效成分主要为醋酸钾及氯化钾。浮萍水浸膏有强心作用，能收缩血管使血压上升；有解热及抑菌作用。

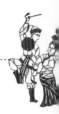

昆　布

【别名】纶布、海昆布

【来源】海带科植物海带或翅藻科植物昆布干燥叶状体。

【主要产地】山东、辽宁、浙江沿海。

【功能主治】消痰软坚，利水退肿。

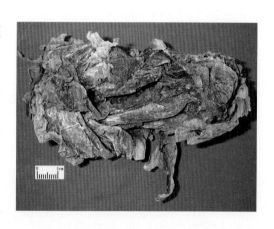

主要用途：

治疗水肿、瘰疬、瘿瘤、脚气。

1. 作食物用，防治瘰疬等。

2. 配伍其他药物使用，治疗胸腹胀满、肢体水肿。

【现代研究】

含碘和碘化物，有防治缺碘性甲状腺肿的作用；海带氨酸及钾盐有降压作用；藻胶酸和海带氨酸有降血清胆固醇的作用；能提高机体的体液免疫，促进机体的细胞免疫，昆布多糖能防治高血糖。

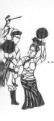
二、动物药

蛤 什 蟆

【满语音名】朱蛙里

【别名】东北林蛙、田鸡

【来源】中国林蛙（蛤士蟆）

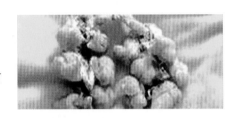

蛤蟆油（田鸡油）为蛤蟆干燥输卵管。

【主要产地】东北地区。

目前东北地区已经广泛进行人工养殖，应用之品均是人工养殖品。

满族民间用药：

蛤士蟆及哈什蟆油主要用于各种原因引起的身体虚弱，是满族传统药物中最普遍使用品之一，也是女性常用医疗保健品。

1. 用哈什蟆煮鸡蛋每日各 1 个口服，治疗妇女早产或产后虚弱无力。

2. 用蛤什蚂油少量，水煮，每日口服，增加乳汁分泌、增强产妇体力。

【功能主治】补肾益精，养阴润肺。

主要用途：

治疗各种身体虚弱症状。

1. 用蛤士蟆煮食或及哈什蟆油煮水服用，可以治疗病后体虚、产后失血虚弱乏力。

2. 哈什蟆油配伍木耳食用，或配伍蛤蚧、人参、熟地黄、胡桃仁等，治肺肾阴伤、劳损咳血。

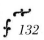

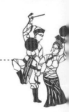

3. 哈什蟆油长期食用能增强或改善性功能，能调节妇女更年期综合征。

【现代研究】

哈蟆油脂溶性成分有促进动物性成熟，能增强机体免疫机能及应激能力；具有抗疲劳及抗衰老作用。

鹿（人工饲养）

【满语音名】布呼

【别名】分别为梅花鹿和马鹿

【来源】人工饲养脊椎动物鹿科梅花鹿或马鹿。

【主要产地】东北三省、内蒙等地。

鹿身体的许多部位均有药物功效，不同部位的药效作用各有不同。

满族民间用药：

1. 鹿茸泡酒用于强身健体，增强身体冬季防寒，治疗风湿寒痛、腰膝疼痛等。

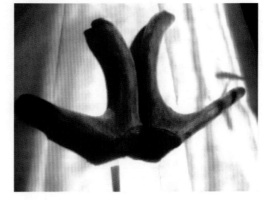

2. 鹿胎与红糖水煎服或用鹿胎焙干研末，红糖水冲服，治疗妇女产后腹痛、体虚；或用猪胎代替白水煮熟食用。

3. 用鹿角研末水煎服或用鹿角霜冲服，治疗乳房肿痛。

4. 用鹿血煮熟或制作成鹿血糕口服，治疗妇女血虚症。

5. 用鹿鞭泡酒饮用，治疗肾虚精血不足、阳痿、遗精、早泄、妇女宫寒不孕、耳鸣眩晕、腰膝酸软等。

6. 鹿心内放入少量朱砂焙干后，研细末，黄酒送服，治疗心悸心慌、乏力、失眠健忘等。

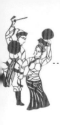

附一：鹿茸

【来源】鹿茸为脊椎动物鹿科梅花鹿或马鹿尚未骨化而带茸毛的幼角。

【功能主治】补肾阳，益精血，强筋骨。

主要用途：

1. 鹿茸泡酒，治疗脾肾阳虚引起的阳痿、身体畏寒、小便频数等症。

2. 鹿茸与当归、乌梅配伍制成膏或丸，治疗精血亏损、腰背酸软、耳聋目昏等症。

3. 鹿茸与人参、黄芪、当归、熟地、山萸肉、五加皮、骨碎补、川断配伍，治疗因气血虚弱引起的肢体畏寒、腰膝无力、筋骨疼痛等。

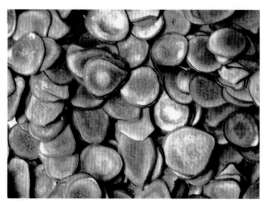

4. 鹿茸与乌贼骨、龙骨、川断、狗脊、白蔹等配伍可治疗妇女虚寒、崩漏带下、白带过多等。

【现代研究】

鹿茸的有效成分提取物鹿茸精，大剂量可使心缩幅度缩小，心率减慢，并使外周血管扩张，血压降低。中等剂量可引起离体心脏活动明显增强，心缩幅度增大，心率加快，使心脏血液输出量增加。鹿茸还有抗脂质过氧化作用及抗应激作用。

附二：鹿角

【来源】梅花鹿或马鹿的骨化角。临床所用的主要是马鹿的骨化角。

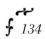

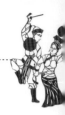

【功能主治】补肾助阳、强筋健骨，主治腰膝酸软无力、筋骨麻木等症。也可作鹿茸的替代品，药物效力较弱。

附三：鹿角胶

【来源】鹿角胶是用鹿骨化角熬制并经过浓缩而成的胶状物。

鹿角胶的主要功能是补肝益肾、补精养血。用开水或黄酒温化，治疗因肾阳不足引起的精血亏虚、虚劳损伤、吐衄便血、虚寒崩漏等。

【现代研究】

鹿角胶对人体的淋巴母细胞转化有促进作用。能促进周围血液中的红细胞、白细胞、血小板量的增加；促进钙的吸收和体内的潴留，使血中钙略有增高；有消炎、消肿和抗过敏作用。

附四：鹿角霜

【来源】鹿角熬膏后残渣。

【功能主治】补肾助阳功效与鹿角相近，但药力逊之。收敛、涩精、止血敛疮作用明显。临床主要用于治疗遗精、妇科崩漏，外用治疗创伤出血及疮疡久溃不敛等症。

附五：鹿鞭

【来源】为鹿科动物梅花鹿或马鹿雄性的外生殖器。

【功能主治】补肾壮阳，添精补髓。治疗各种因肾气虚弱引起的腰膝酸软、遗精早泄、阳痿、不孕不育、耳聋目眩。

服用方法主要有：

1. 与人参、鹿茸、枸杞、菟丝子、巴戟天、狗肾等补肾添精的药物共同泡酒，每日少量饮用。

2. 炮制后配制丸药服用。

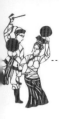

附六：鹿尾

【来源】 为鹿科动物马鹿或梅花鹿雄性尾。

【功能主治】 滋补肾精，用于治疗腰膝酸软、阳痿、遗精早泄、头昏耳鸣等症。

附七：鹿血

【来源】 鹿科动物梅花鹿和马鹿宰杀后的血液。

【功能主治】 养血益精，行血化瘀。制作鹿血酒或蒸熟后服用，治疗精血虚亏引起的体倦乏力、心悸失眠、肺痿咳血、崩漏、头昏耳鸣等。

【现代研究】

鹿血具有治疗贫血、调节免疫、延缓衰老、滋养皮肤、抗疲劳、改善记忆和性功能等作用。

附八：鹿心血

【来源】 梅花鹿或马鹿死亡后的心脏残留血液。

【功能主治】 基本功效和服用方法与鹿血相同，补益心血，治疗心悸功效明显。将鹿心制成鹿血酒饮用，治疗眩晕、头痛、失眠、阳痿早泄、腰痛肢冷等症状。

【现代研究】

鹿心血中含有多种酶类，都具有抗衰老作用。

附九：鹿心

【来源】 梅花鹿或马鹿死亡后的心脏。

【功能主治】 补益心气。鹿心蒸煮后食用治疗老年心悸。

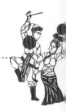

附十：鹿骨

【来源】为鹿科动物梅花鹿或马鹿的骨骼。

【功能主治】强筋壮骨。鹿骨粉口服治疗筋骨损伤、肢体麻木疼等。

附十一：鹿筋

【来源】为鹿科动物梅花鹿或马鹿四肢的筋。

【功能主治】补气益肾，舒筋壮骨。泡酒或配伍其他补肾药物服用，治疗风湿寒痛、腰膝酸软、肢体麻木、阳痿遗精等。

附十二：鹿胎

【来源】鹿科动物梅花鹿或马鹿死亡后的胎盘。

【功能主治】补气养血，益肾生精。焙干研细末，黄酒冲服或配制鹿胎膏黄酒融化冲服治疗妇女精血不足、产后虚寒、崩漏带下等妇科虚弱病证。

【现代研究】
鹿胎有修复和滋补卵巢的功能。

麝　香

【别名】当门子、脐香、香脐子

【来源】为鹿科动物林麝、马麝或原麝成熟雄体香囊中的干燥分泌物。

【主要产地】四川、西藏、云南、陕西、甘肃、内蒙古等地。

注：目前已经使用人工合成品。

满族民间用药：

1. 作香料使用。

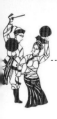

2. 惊风、高热昏迷不醒，少许冲服。

【功能主治】开窍，辟秽，通络，散瘀。

主要用途：

治疗中风、痰厥、惊痫、中恶烦闷、心腹暴痛、癥瘕癖积、跌打损伤、痈疽肿毒。

1. 麝香配伍牛黄、冰片、朱砂等，治疗小儿惊风及中风痰厥等；麝香配伍苏合香、檀香、安息香等药，治疗中风卒昏。

2. 麝香配伍雄黄、乳香、没药、牛黄等，治疮疡肿毒；麝香配伍牛黄、蟾酥、珍珠等，治疗咽喉肿痛。

3. 麝香配伍丹参、桃仁、红花、川芎等药，治疗血瘀经闭证；麝香配伍水蛭、虻虫、三棱等，治疗癥瘕痞块等血瘀。

4. 麝香配伍木香、桃仁等，治疗瘀滞心痹；麝香配伍赤芍、川芎、桃仁等，治疗偏正头痛。

5. 麝香配伍乳香、没药、红花、独活、威灵仙、桑寄生等，治疗风寒湿痹。

【现代研究】

麝香具有明显的强心作用；对由于血栓引起的缺血性心脏障碍有预防和治疗作用；有一定的抗炎作用；有明显兴奋、增强子宫收缩作用，有抗着床和抗早孕作用；本品对人体肿瘤细胞有抑制作用。

龟 板

【满语音名】牙萨土莫勒
【别名】龟甲
【来源】为龟科动物乌龟的腹甲及背甲。
【主要产地】浙江等地。

满族民间用药：

1. 用龟板、鹿角熬膏，口服，治疗妇女产后身体虚弱。

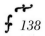

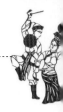

2. 龟板配伍五味子、枸杞子、覆盆子，治疗腰膝酸软乏力、遗精早泄等。

【功能主治】滋阴，潜阳，益肾健骨，养血补心。

主要用途：

1. 龟板配伍天冬、白芍、牡蛎等，治疗阴虚阳亢头目眩晕。

2. 龟板配伍生地、知母、黄柏、阿胶、鳖甲等滋阴药物，治疗阴虚内热、盗汗遗精等症。

3. 龟板配伍熟地、知母、黄柏、锁阳等补肾壮骨药物，治疗筋骨不健、腰膝酸软、儿童囟门不合等症；配伍紫河车、鹿茸、山药、当归等补脾益肾、益精养血药物，治疗先后天不足引起的筋骨软弱不坚。

4. 龟板配伍生地、黄芩、地榆等滋阴清热、凉血止血药物，治疗阴虚血热引起的崩漏、月经过多等妇科疾病。

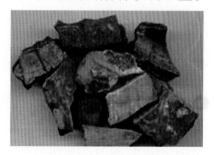

5. 龟板胶　龟板经过煎熬制作成胶块，黄酒或水融化冲服，功效与龟板相同。

【现代研究】

龟板有致人体兴奋的作用，还有解热、补血、镇静、抗凝血、增加冠脉流量和提高耐缺氧能力等作用；龟板胶有一定提升白细胞数的作用。

虎　骨

【满语音名】塔什哈
【来源】猫科动物虎的骨骼。
【主要主地】长白山地区。

现在虎是国家一级保护野生动物，所有使用虎骨的方式，均已严谨禁止。传统的虎骨药物功能，已经改用其他人工饲养动物骨骼代替。

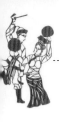

满族民间用药：

注：这里载入的满族使用虎骨治疗疾病的方式，是历史早期的事情。现在已不再使用。

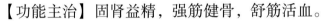

1. 用虎骨、人参、鹿茸泡酒治疗腰膝、关节疼痛等各类风寒湿症。

2. 感受风寒、腰腿疼痛用虎骨加天麻、人参、鹿茸、枸杞子、灵芝等泡酒口服。

【功能主治】固肾益精，强筋健骨，舒筋活血。

古医药方记载：虎骨与木瓜、牛膝、五加皮、熟地、龟板、锁阳、杜仲等配伍，制成丸剂或药酒服服用，可治疗各类风湿痹痛、腰膝痿软、四肢拘挛、筋骨萎弱等。

【现代研究】

药理作用：抗炎作用，镇痛作用，镇静作用。中国在 1993 年起正式禁止出售、收购、运输、携带、邮寄虎骨，取消虎骨药用标准，不得使用虎骨制药，与虎骨有关的所有中成药一律禁止生产。

熊　　胆

【别名】狗熊胆、黑瞎子胆

【来源】为脊椎动物熊科棕熊、黑熊的干燥胆汁。

【主要产地】主要生长在东北，西南地区。

注：熊为国家保护动物，野生熊胆已经被严禁使用。现已改用人工熊胆或猪胆代替。

满族民间用药：

1. 满族早期用熊胆汁温水冲服，治疗小儿痰热惊痫、抽搐、疮疡痛疽、咽喉肿痛等。

2. 满族早期用熊胆汁滴眼治疗目赤翳障、目赤肿痛、羞明流泪等。

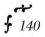

3. 满族早期将熊油熬制冷却后外涂，治疗头癣、臁疮。

4. 满族早期用熊骨泡酒治疗风湿骨痛、腰腿酸软等病证。

5. 满族早期用熊油外涂搽，治疗皮肤干裂。

【功能主治】清热解毒，息风止痉，清肝明目，杀虫。

主要用途：

1. 熊胆汁黄酒冲服治疗慢性肝炎、慢性胆囊炎。

2. 外用滴眼治疗眼结膜炎等眼病。

【现代研究】

熊胆汁中所含的胆汁酸盐有利胆、溶解胆结石作用和解痉作用；有降低糖尿病患者的血糖和尿糖的作用；对部分细菌有明显的抑制作用；有抗过敏、镇咳、祛痰、平喘、降血压等作用；有助消化作用。

蛇　蜕

【别名】长虫皮、蛇退

【来源】为游蛇科动物多种蛇蜕下的皮膜。

【主要产地】西南、华中、甘肃等沿海省市。

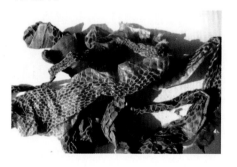

满族民间用药：

1. 满族用蛇皮、白鲜皮、苦参、防风等份煮水，治疗皮肤瘙痒，外用擦洗瘙痒处。

2. 治疗中耳炎　将蛇蜕炭灰研细末，外用，涂耳内部。

3. 治疗白癜风　蛇蜕炭灰，用醋和涂搽。

【功能主治】祛风定惊，退翳，止痒，解毒消肿。

主要用途：

1. 治疗脑囊虫病　蛇蜕粉，口服。

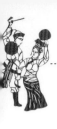

2. 治疗腮腺炎　新鲜蛇蜕洗净切碎，加鸡蛋搅拌后炒熟食用；治疗淋巴腺结核，蛇蜕装入鸡蛋内火中烤熟，食用鸡蛋。

3. 治疗喉痹肿痛　用蛇蜕烧研为末冲服；治疗恶疮。

4. 蛇蜕炭灰　用猪油调和外搽。

5. 治疗乳房肿胀、疼痛　蛇蜕、鹿角、露蜂房共烧炭灰后研细末，黄酒冲服。

【现代研究】

急性毒性试验表明无明显的毒性。对足跖浮肿的抑制作用；对血管通透性亢进的抑制作用；对红细胞溶血的抑制作用。

蛇　　胆

【来源】游蛇科动物乌风蛇或其他种蛇的胆汁或胆汁干燥品。

【主要产地】全国各地均产。

满族民间用药：

蛇胆少量温水冲服，治疗急慢性咳嗽。

【功能主治】清热解毒，化痰镇痉。

主要用途：

1. 用于小儿肺炎、百日咳、支气管炎、咳嗽痰喘、痰热惊厥、急性风湿性关节炎。

2. 治疗皮肤热毒、口眼生疮、肺热咳嗽、胃热疼痛、肝热目赤、急性风湿性关节炎、痔疮。

【现代研究】

蛇胆对咳嗽多痰、目赤肿痛、神经衰弱、高热神昏和小儿惊风等症都有良好的治疗效果；具有祛风除湿、清热明目、解毒去痱的功效；可调补人的神经系统、内分泌系统和免疫系统，延缓机体衰老。

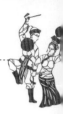

刺　猬　皮

【别名】猬皮、豪猪皮

【来源】刺猬科动物刺猬的皮。（人工饲养）

【主要产地】东北、河北、河南、陕西等地。

满族民间用药：

1. 用刺猬皮焙干研末治疗脱肛、外痔出血，涂抹患处。

2. 用黄酒冲服刺猬胆治疗产后腹痛。

【功能主治】固精缩尿，收敛止血，化瘀止痛。

主要用途：

主治胃脘疼痛、便血、痔漏、脱肛、遗精、遗尿。

1. 刺猬皮焙干研细末，黄酒送服，或配伍延胡索、香附等药，治疗胃脘疼痛。

2. 刺猬皮与木贼、槐角等药配伍，治疗便血、痔疮出血。

獾　　油

【别名】獾子油

【来源】鼬科动物狗獾的脂肪经加工而成。（人工饲养）

【主要产地】东北地区。

满族民间用药：

治疗肢体烧烫伤、肢体冻伤，用獾子油外涂烧烫伤处。

【功能主治】清热解毒，消肿止痛，润肠之功能。

主要用途：

治疗烧伤、烫伤、冻疮、斑秃、疥癣、痔疮、酒糟鼻、皮肤皲裂。

1. 治疗烧烫伤烫，獾子油涂患处。

2. 獾子调和鸡蛋或油煎鸡蛋，每日食用，治胃溃疡、子宫脱垂。

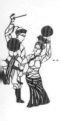

3. 口服治疗大便干燥、肺结核咳血。

4. 治疗疥癣，獾子油涂患处。

【现代研究】

獾子油治疗烫伤，烧伤效果明显，有杀菌、消毒、促进细胞再生的作用。

癞 蛤 蟆

【满语音名】蛙克山

【别名】 蟾蜍、蛤蟆

【来源】 为蟾蜍科动物中华大蟾蜍或黑眶蟾蜍身体。

【主要产地】 全国多数地区均有。

蟾酥的干燥体、皮、蟾头、蟾舌、蟾肝、蟾胆等均有药用。

满族民间用药：

1. 治疗咳嗽气喘等慢性气管疾病的使用方法

将鸡蛋装入蛤蟆腹内后用泥包裹或放入瓦罐中烧至鸡蛋熟后服用鸡蛋，每次 1 个；用活蟾蜍去头、皮和内脏，焙干研末，以猪胆汁浓缩液与面粉等量混和，用文火炒松后研末，将蟾蜍粉与猪胆、面粉混和均匀制成药丸，饭后，分次食用；将白矾少量，大枣 1 枚，塞入冬眠期蟾蜍口内，阴干后焙黄，研细末，分次温开水口服。

2. 治疗疔毒疮和臁疮腿，将黑胡椒 7 粒、鲜姜 1 片装入去掉内脏的癞蛤蟆腹中，用瓦罐焙干后，研细末，外敷患处。

3. 治疗未溃烂的痈肿疮毒、疖肿，用癞蛤蟆皮肤的分泌物外涂。

【功能主治】解毒散结，消积利水，杀虫消疳。

主要用途：

治疗疔疮、发背、瘰疬、癥瘕癣积、水肿、破伤风、慢性咳喘、各种肿瘤。治疗慢性气管炎。

1. 治疗白喉　活蟾蜍加明矾捣烂，纱布包裹外敷颈部。

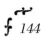

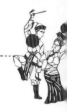

2. 治疗腹水、肿瘤　蟾蜍焙干研细末，制过筛水药丸豆粒大小。口服。

【现代研究】

蟾酥有解毒、消肿、止痛功效。对治疗食道癌、肝癌、肾炎、白喉、流行性腮腺炎均有疗效。

蚯　　蚓

【满语音名】波屯

【别名】蛐蛇、地龙。

【来源】为钜蚓科动物参环毛蚓的干燥体。

【主要产地】广东、福建、上海。

满族民间用药：

1. 用活蚯蚓干燥品研成细末，温开水冲服，治疗慢性气管炎哮喘。

2. 用活蚯蚓捣汁过滤后，冲服，治疗小便不通症。

3. 用活蚯蚓加胡黄连水煎服，治疗腿抽筋。

【功能主治】清热定惊，通络，平喘，利尿。

主要用途：

治疗高热神昏、惊痫抽搐、关节痹痛、肢体麻木、半身不遂、肺热喘咳、尿少水肿、高血压。

1. 治疗狂热癫痫，蚯蚓加盐煮水，饮用。治疗小儿急慢惊风，蚯蚓加朱砂研细末，制作颗粒小丸，口服。

2. 蚯蚓配伍黄芪、当归、川芎等，治疗半身不遂、口眼歪斜等中风后遗症。

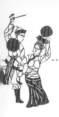

【现代研究】

蚯蚓水煎液及蚯蚓有解热作用，有缓慢降压作用；地龙提取物具有纤溶和抗凝作用，有增强免疫、抗肿瘤、抗菌、利尿、兴奋子宫及肠平滑肌作用。

蜈　蚣

【满语音名】涉涉瑞

【别名】吴公、天龙、百脚

【来源】为蜈蚣科动物少棘巨蜈蚣的干燥体。

【主要产地】江苏、浙江、湖北、湖南、河南、陕西等地。

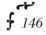

满族民间用药：

用蜈蚣捣烂和鸡蛋清外敷，治疗面部受风、口眼歪斜。

【功能主治】祛风，定惊，攻毒，散结。

主要用途：

治疗中风、惊痫、破伤风、百日咳、瘰疬、结核、癥积瘤块、疮疡肿毒、风癣、白秃、痔漏、烫伤。

1. 蜈蚣配伍全蝎、钩藤、僵蚕等，治小儿急惊，手足抽搐。

2. 蜈蚣配伍南星、防风等，治疗癫痫、风中经络、口眼歪斜等证。

3. 蜈蚣配伍全蝎、土鳖虫，研细末外敷，治疗瘰疬溃烂。

4. 蜈蚣配伍全蝎、防风、独活、威灵仙等，治疗风湿痹痛。

5. 蜈蚣配伍全蝎、天麻、川芎、白僵蚕等，治疗顽固性头痛。

【现代研究】

本品含有两种类似蜂毒成分，即组胺样物质及溶血性蛋白质，有明显的镇痛、抗炎、止痉、抗真菌、抗肿瘤作用。

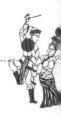

蝎　子

【满语音名】黑夜涉

【别名】全蝎、全虫、茯背虫

【来源】为钳蝎科动物东亚钳蝎的干燥体。

【主要产地】河南、山东、湖北、安徽等地。

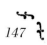

满族民间用药：

1. 全蝎焙干或油炸口服，治疗面瘫、半身不遂、口眼歪斜等症状。

2. 全蝎焙干口服，治疗风湿痹痛、偏头痛等。

【功能主治】祛风，止痉，通络，解毒。

主要用途：

治疗惊风抽搐、癫痫、中风、半身不遂、口眼歪斜、偏头痛、风湿痹痛、破伤风、淋巴结结核、风疹疮肿。

全虫常与蜈蚣共同使用，可增加疗效。

1. 治疗小儿急惊风高热、神昏、抽搐，全蝎配伍羚羊角、钩藤、天麻等清热息风药；治疗风中经络，口眼歪斜，全虫配伍蜈蚣、白僵蚕、白附子等。

2. 用麻油煎炸全蝎、栀子，过滤去渣，加入蜂蜡制膏，外敷，治疗疮疡肿毒、瘰疬结核。

3. 全蝎配伍蜈蚣、地龙等，治疗淋巴结核、骨与关节结核。

4. 全蝎配伍川乌、白花蛇、没药等祛风、活血、舒筋活络药，治疗风湿顽痹。

5. 全蝎配伍天麻、蜈蚣、川芎、僵蚕等，治疗顽固性偏正头痛。

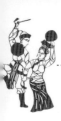

【现代研究】

全蝎含蝎毒，蝎尾镇痛作用比蝎身强；有明显的抗癫痫作用；全蝎提取液有抑制动物血栓形成和抗凝作用；蝎身及蝎尾制剂对动物躯体痛或内脏痛均有明显镇痛作用；全蝎水、醇提取物分别对人体肝癌和结肠癌细胞有抑制作用。

马 蛇 子

【满语音名】猫瑞梅赫

【别名】马舌子、守宫、蜥蜴、四角蛇

【来源】为蜥蜴科动物丽斑麻蜥的全体。

【主要产地】东北及甘肃、河北、山东、山西、陕西、青海等地。

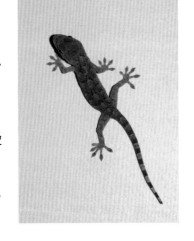

满族民间用药：

马蛇子瓦罐焙干，研细末，口服治疗慢性咳喘病、瘿瘤瘰疬、痈肿疮疡。

【功能主治】祛风，活络，散结，定惊，解毒。

主要用途：

1. 治疗骨髓炎、淋巴结结核、肿瘤。

2. 治中风瘫痪、历节风痛、风痰惊痫、瘰疬、恶疮。

【现代研究】

马蛇子对食道癌、肠癌、原发性肝癌、肺癌等有治疗作用。水溶液对人体肝癌细胞的呼吸有明显抑制作用。

蚂 蟥

【满语音名】蜜达赫

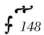

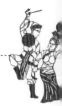

【别名】水蛭

【来源】水蛭科动物蚂蟥、水蛭及柳叶蚂蟥的干燥体。

【产地】全国大部分地区均有。

满族民间用药：

1. 水蛭焙干研细末，黄酒冲服，治疗跌打损伤、红肿胀痛等。

2. 水蛭水煎服，治疗静脉炎。

【功能主治】破血，逐瘀，通经。

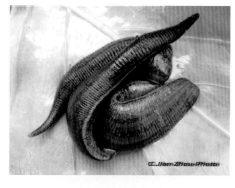

水蛭常与虻虫共同使用，以提高药物疗效。

主要用途：

治疗癥瘕积聚、妇女血瘀症、跌仆损伤。

1. 水蛭配伍虻虫、三棱、莪

术、桃仁、红花等药，治疗癥瘕积聚等证。肌体虚弱可配伍人参、当归等补益气血药物。

2. 水蛭配伍续断、鸡血藤川芎、血竭等药，治疗跌打损伤。

【现代研究】

水蛭水煎剂有强抗凝血作用；水蛭含水蛭素对肿瘤细胞也有抑制作用。有堕胎作用。

斑　蝥

【满语音名】都给达

【别名】斑蚝、花斑毛、花壳虫

【来源】为芫青科昆虫南方大斑蝥或黄黑小斑蝥的全体。

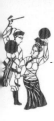

【主要产地】辽宁、河南、广西、江苏，其他地区也有分布。

满族民间用药：

配伍活血药物使用，治疗风湿痹痛、跌打损伤。

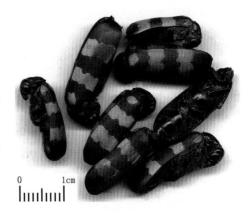

【功能主治】破血逐瘀，散结消癥，攻毒蚀疮。

斑蝥有毒，要严格掌握用法、用量和适应证。

主要用途：

治疗痈疽、癥瘕积聚、瘰疬、顽癣。

1. 斑蝥配伍桃仁、红花、当归、川芎等药，治疗癥瘕积聚。

2. 用斑蝥焙干，研细，蜂蜜调和，外敷患处，治疗痈疽恶疮、顽癣、瘰疬。

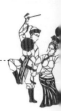

三、矿物药

白 龙 粉

【满语音名】山木瑞奋

【别名】玄明粉、元明粉、芒硝

【来源】为硫酸盐类芒硝矿物无水芒硝或芒硝经风化的干燥品。

【主产地】河北、河南、山东。

满族民间用药：

用白龙粉少许温开水冲服或配药用治疗大便不通。

【功能主治】泻热通便，软坚散结，清热解毒，清肺解暑，消积和胃。

主要用途：

治疗胃腹积滞、胀满、大便不通、目赤肿痛、咽肿口疮、痈疽肿毒。

1. 治疗大便不通，用玄明粉少量研磨冲服。

2. 治疗腹胀、胃脘痛，玄明研磨加砂糖，温水冲服。

3. 治疗咽喉肿痛、咽哑，用玄明粉、冰片、硼砂等份，研细末，喷涂患处。

4. 治疗目赤疼痛，用玄明粉研细末，水溶过滤，药液滴眼。

5. 治疗鼻衄，用玄明粉，温水冲服。

雄 黄

【满语音名】阿梅混

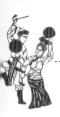

【别名】明雄黄、石黄

【来源】 为硫化物类矿物雄黄的矿石。

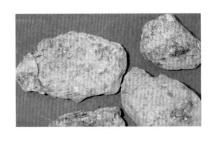

【主要产地】广东、湖南、湖北、贵州、四川等地。

满族民间用药：

用雄黄研末，水稀释后，外用涂擦皮肤瘙痒处，治疗皮肤瘙痒。

【功能主治】解毒，杀虫

注：雄黄有毒，多外用。应严格掌握用量、用法和适应证，用药慎重。

主要用途：

1. 治疗痈肿疔毒　配白矾、乳香、没药、麝香等，制作小药丸，口服。

2. 治疗疥疮　雄黄与黄连、松脂研细末，猪油调和成膏，外涂。

3. 治疗蛇虫咬伤　雄黄香油调和，涂患处。

古方有用雄黄截疟，治疟疾的记载。

【现代研究】

雄黄对多种致病性皮肤真菌有不同程度抑制作用，有抗肿瘤、抗血吸虫及疟原虫作用。

朱　砂

【满语音名】鹅瑞烟滚

【别名】丹砂、赤丹、辰砂

【来源】 为硫化物类矿物辰砂族辰砂，主含硫化汞（HgS）。

【主要产地】湖南、贵州、四川、广西、云南等地。

满族民间用药：

将朱砂放入洗净的猪心或其他动物心脏，焙干研细末，分次口服；

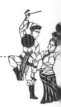

或煮熟后分次食用猪心。

【功能主治】清心镇惊，安神解毒。

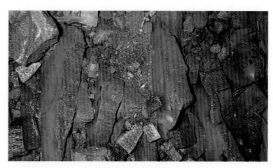

主要用途：

1. 朱砂分别与当归、生地黄、炙甘草、酸枣仁、柏子仁、远志、麦冬等药组方，治疗心神不宁、心悸、失眠。

2. 朱砂分别与牛黄、麝香、磁石、全蝎、钩藤、珍珠等药物组方，治疗惊风、癫痫、惊厥抽搐、高热烦躁、神昏谵语。

3. 朱砂与雄黄、山慈姑、大戟、冰片、硼砂等药组方，治疗疮疡肿毒、咽喉肿痛、口舌生疮。

【现代研究】

朱砂能降低大脑中枢神经的兴奋性，有镇静催眠、抗惊厥、抗心律失常作用，外用有抑制和杀灭细菌、寄生虫作用。

琥　珀

【满语音名】贝什里

【别名】虎珀、血琥珀

【来源】为古代松科植物的树脂地下的化石样物质。

【主要产地】广西、云南、河南、辽宁等地。

【功能主治】镇惊安神，散瘀止血，利水通淋，去翳明目。

满族民间用药：

研细末，黄酒冲服，治疗心悸、失眠。

主要用途：

治疗惊风癫痫、惊悸失眠、血淋血尿、小便不通、妇女闭经、产后血瘀腹痛、痈疽疮毒、跌打损伤等证。

1. 琥珀配伍菖蒲、远志、茯神等，治疗心神不宁、心悸失眠、健

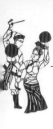

忘等症；琥珀配伍酸枣仁、人参、当归等，治疗气血亏虚、惊悸怔忡、夜卧不安；琥珀配伍天竺黄、茯苓、胆南星等，治疗小儿惊风。

2. 琥珀配伍当归、莪术、乌药等活血行气药，治疗痛经、心腹刺痛；琥珀配伍三七、三棱、鳖甲等，治疗癥瘕积聚。

3. 琥珀配伍金钱草、海金沙、灯心草、泽泻等利尿通淋药，治疗淋证、癃闭。

【现代研究】

琥珀含琥珀酸、挥发油。琥珀酸具有中枢抑制、镇静安神作用。

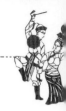

四、其他

大 蒜

【满语音名】蒜达

【别名】胡蒜、独蒜

【来源】为百合科植物大蒜的鳞茎。

【主要产地】全国各地均有栽培。

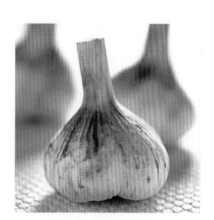

满族民间用途：

1. 大蒜直接口服或烤熟后食用，治疗腹痛、泄泻、痢疾。

2. 大蒜捣汁，外涂治疗痈疮肿毒。初期没有溃烂时，外涂治疗癣疮、蚊虫咬伤。

【功能主治】行滞气，暖脾胃，消癥积，解毒，杀虫。

主要用途：

1. 治疗饮食积滞、脘腹冷痛、水肿胀满、泄泻、痢疾。

2. 治疗感冒。

【现代研究】

有较强的广谱抗菌作用，有抗炎、增强免疫、抗氧化、延缓衰老、抗肿瘤等作用。

萝 卜

【满语音名】木耳萨

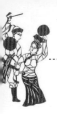

【别名】莱菔

【来源】十字花科萝卜属萝卜的鲜根。

【产地】多数地区均产。

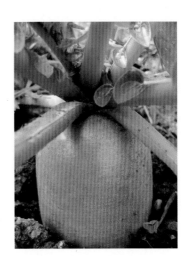

满族民间用途：

1. 满族用萝卜籽水煎服治疗咳嗽气喘、小便不利。

2. 满族用萝卜切成片或条煮水，服用煮熟的萝卜或喝萝卜水治疗腹胀、消化不良、胀气等。

【功能主治】消积滞，化痰清热，下气宽中，解毒。

主要用途：

1. 治疗食积胀满、痰嗽失音、消渴、痢疾等。

2. 利湿，散瘀，健胃消食，止咳，顺气，利便，生津止渴。

3. 现在多用于腹部手术或产后促进肠蠕动排气。

莱 菔 子

莱菔子是萝卜地上部分的成熟种子，莱菔子是治疗消化道、胃肠道疾病的常用药物。莱菔子水煎服，主要治疗消化不良、嗳气、慢性咳喘等，或配伍其他药物使用。

【现代研究】

萝卜含有能诱导人体产生干扰素的多种微量元素，可增强机体免疫力，并能抑制癌细胞的生长。

葱

【满语音名】额根

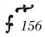

【来源】为百合科植物葱近根部的鳞茎。

【产地】我国各地均有种植。

满族民间用途：

直接口服，治疗感冒头痛、鼻塞不通。

【功能主治】发汗解表，散寒通阳，解毒散凝。

主要用途：

治疗伤寒寒热头痛、食欲不振。

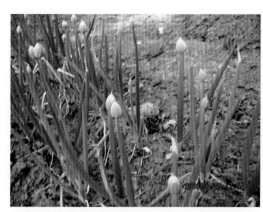

辣　　椒

【别名】辣子、牛角椒

【来源】为茄科植物辣椒的果实。

【产地】我国大部分地区均有栽培。

满族民间用途：

辣椒煮水，浸泡手脚，治疗冻伤。

【功能主治】温中散寒，下气消食。

主要用途：

治疗胃寒气滞、脘腹胀痛、呕吐泻痢、风湿痛、冻疮。

治疗外伤瘀肿：干辣椒研细粉，用凡士林调和成油膏。外涂或外敷于皮下瘀肿及关节肿痛部位。

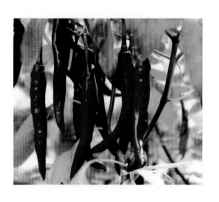

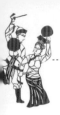

【现代研究】

辣椒酊或辣椒碱，内服可作健胃剂，有促进食欲、改善消化的作用，能抗菌及杀虫，对子宫有兴奋作用。

蜂 蜜

【满语音名】西普苏

【别名】蜂糖、百花精

【来源】为蜜蜂科昆虫蜜蜂所酿成的蜜。

【产地】全国大部分地区均产。

蜂王浆与蜂蜜的作用相似，蜂王浆的滋补功效大于蜂蜜。

满族民间用途：

1. 治疗大便干燥，用蜂蜜 3~4 汤匙直接口服。

2. 外用治疗蚊虫叮咬，涂抹叮咬处。

3. 缓解有毒或猛烈的药物的药性，制作丸药。

4. 作营养保健食品食用。

【功能主治】补中，润燥，止痛，解毒。

主要用途：

治疗脘腹挛急疼痛、肺虚久咳及燥咳、便秘。

1. 用蜂蜜炮炙润肺止咳，增强润肺止咳功效；或作为润肺止咳类丸剂或膏剂的赋型剂。

2. 口服治疗便秘证。

3. 解药毒。

4. 解酒。

【现代研究】

蜂蜜含糖类、挥发油、蜡质、微量元素等多种成分。蜂蜜能增强机体免疫功能；对多种细菌有抑杀作用；有解毒作用；有加速肉芽组织生长，促进创伤组织愈合作用；有保肝、抗肿瘤等作用。

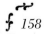

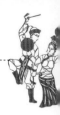

鲫　　鱼

【满语音名】翁郭顺

【别名】鲫瓜子、鲫拐子、鲋

【来源】鲤科动物鲫鱼。

【产地】除西部高原外，各地均有分布。

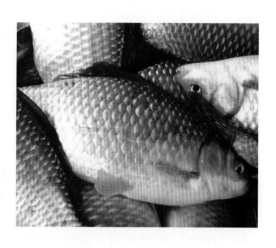

满族民间用途：

用清理后的鲫鱼熬煮浓鱼汤，食用鱼汤，治疗孕妇产后乳汁不通、不足。

【功能主治】利水消肿，益气健脾，温胃进食，解毒，催乳。

主要用途：

治疗脾胃虚弱、少食乏力、脾虚水肿、小便不利、气血虚弱、乳汁减少、便血、痔疮出血。

【现代研究】

鲫鱼所含的蛋白质易于消化吸收，常食可增强抗病能力。

鲇　　鱼

【满语音名】嘎牙

【别名】额白鱼、鲶鱼

【来源】鲇科动物鲇鱼。

【主要产地】黑龙江、松花江、长江及珠江流域。

满族民间用途：

满族用鲇鱼熬煮浓鱼汤，为孕妇产后催乳，或补益身体。

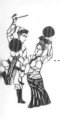

【功能主治】补脾，益血，开胃，催乳，利尿。

主要用途：

1. 气血不足，机体虚弱，脾虚水肿，小便不利。

2. 产后气血虚亏，乳汁不足。

【现代研究】

含优质蛋白质和脂肪、糖类、钙、磷、铁等成分。

食　　盐

【满语音名】山木瑞奋

【别名】盐

【来源】海水晒制成的结晶体盐或提炼的矿物盐。

【产地】沿海地区，青海、新疆、云南、四川等。

满族民间用途：

1. 将大颗粒盐用火炒热，装入布袋中，外敷，治疗肢体风寒湿痛、寒湿腹痛等症。

2. 淡盐水泡脚，治疗脚气。

【功能主治】涌吐，清火，凉血，解毒，软坚，杀虫，止痒。

主要用途：

1. 大汗或吐、泻后，体倦乏力，头晕，淡盐水饮用。

2. 用于补肾药物的炮制，引药入经。

3. 消毒，解毒。

【现代研究】主要成分为氯化钠（NaCl）。

生　菜　子

【满语名】那木

【别名】莴苣子、白苣子、苣胜子

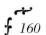

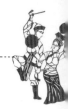

【来源】为菊科植物莴苣的果实。

【产地】全国各地均产。

满族民间用途：

生菜子煮水，口服，治疗小便不利。

【功能主治】通乳汁，利小便，活血行瘀。

【现代研究】

生菜子提取物具有镇静、催眠、止痛、抗惊厥、镇咳等中枢神经系统抑制作用。

冬　瓜　子

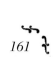

【满语音名】枣子色洛

【别名】瓜子、瓜瓣

【来源】为葫芦科植物冬瓜的种子。

【产地】全国大部地区均产。

满族民间用途：

冬瓜子煮水或炒熟，口服，治疗咳嗽痰多或小便不利。

【功能主治】润肺，化痰，消痈排脓，利水。

主要用途：治疗肺痈咳嗽、水肿、湿热白带。

【现代研究】

化学成分：含皂苷、脂肪、尿素、瓜氨酸等。

南　瓜　子

【满语名】那三恒克

【别名】窝瓜子、南瓜仁

【来源】为葫芦科植物南瓜的种子。

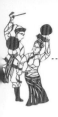

【主要产地】全国多数地区有种植。

满族民间用途：

将南瓜子炒熟食用，驱除绦虫、蛔虫。

【功能主治】补脾益气，下乳汁，润肺燥，驱虫，利水消肿。

主要用途：

1. 驱除体内各种寄生虫。

2. 脾虚消瘦乏力、水肿症状的辅助治疗。

【现代研究】

含有南瓜子氨酸，为驱虫的有效成分。本品对牛肉绦虫或猪肉绦虫的中段和后段节片均有麻痹作用，与槟榔有协同作用；对血吸虫幼虫有抑制和杀灭作用。

挂 金 灯

【别名】酸浆实、红姑娘、灯笼果

【来源】为茄科植物酸浆的带宿萼的成熟果实。

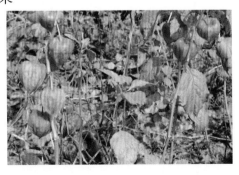

【主要产地】东北、华北地区，其他地区也有分布。

满族民间用途：

用挂金灯去皮果实加入冰糖煮水，口服果汁，治疗慢性咳嗽、气喘。

【功能主治】清热解毒，利咽化痰，利尿通淋。

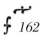

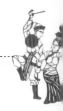

主要用途：

治疗肺热痰咳、咽喉肿痛、黄疸、水肿、小便淋涩、痢疾。

1. 治疗咽痛音哑、痰热咳嗽：挂金灯配伍前胡、瓜蒌等清热化痰止咳药。

2. 治疗小便不利、热淋涩痛：挂金灯配伍车前子、龙胆草、木通、金钱草等。

【现代研究】

浆果有抗菌作用，对金黄色葡萄球菌、绿脓杆菌等有抑制作用；有抗肿瘤作用；治疗急性扁桃体炎；有兴奋子宫的作用。

薇　　菜

【别名】牛毛广、广东菜

【来源】蕨类植物紫萁的嫩叶柄。

【主要产地】东北三省及陕西、甘肃。

满族民间用途：作保健食品用。

【功能主治】清热解毒，润肺理气。

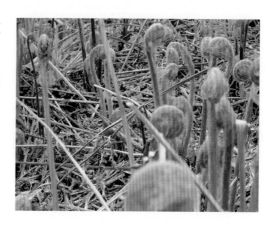

主要用途：

治疗风热感冒、心悸、体倦乏力、便秘等病证。

【现代研究】

含有丰富的蛋白质、维生素及钾、钙、鳞等多种微量元素，具有杀菌消炎、抗病毒等功效，对流感、乙型脑炎等病毒能产生明显的抑制作用；可辅助治疗出血性疾病。

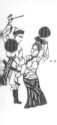

蕨 菜

【别名】 拳头菜、猫爪子、鸡爪菜

【来源】 蕨科草本植物蕨菜的幼嫩的叶。

【产地】 分布于全国各地山地。

满族民间用途： 作保健食品用。

【功能主治】 清热解毒，利湿，滑肠，止血，降气化痰。

主要用途：

治疗湿热腹泻或痢疾、小便小利、妇女湿热带下、习惯性便秘、外感发热、黄疸、肺结核咳血、便血、风湿痹痛。

【现代研究】

蕨菜素对细菌有一定的抑制作用，具有良好的清热解毒、杀菌消炎之功效；扩张血管，降低血压；促进胃肠蠕动，具有下气通便的作用；能清肠排毒。

木 耳

【满语名】 sanca

【别名】 黑木耳

【来源】 为木耳科真菌木耳、毛木耳及皱木耳的子实体。

【主要产地】 黑龙江、吉林地区。

满族民间用途：

1. 新鲜黑木耳（或干黑木耳泡制后）直接口服或木耳加冰糖煮水一起食用，治疗慢性气喘咳嗽。

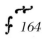

2. 黑木耳加红糖煮水，食用治疗妇女经过多、体虚无力。

3. 常食用治疗痔疮。

【功能主治】润肺补脑，活血止血。

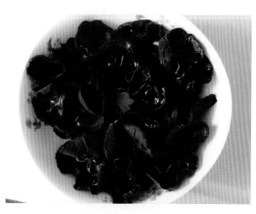

主要用途：

治疗肺虚久咳、咳血、血痢、痔疮出血、妇女崩漏。

【现代研究】

木耳含有抗肿瘤活性物质，可防癌抗癌。有抗凝血、抗血小板聚集、抗血栓形成、升白细胞作用。

榛　蘑

【别名】蜜蘑、蜜环蕈

【来源】真菌类担子菌纲白蘑科蜜环蕈属植物蜜环蕈的子实体。

【主要产地】东北地区，其他地区山区也有分布。

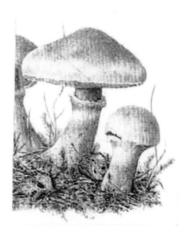

满族民间用途：作保健食品用。

【功能主治】息风平肝，祛风活络，强筋壮骨。

主要用途：治疗四肢麻木、腰腿疼痛、佝偻病、心悸气短、头晕头痛；对失眠健忘等症状有辅助治疗作用。

【现代研究】

榛蘑本身富含油脂，有很好的补养作用。榛蘑的维生素 E 含量高，榛蘑里包含着抗癌化学成分紫杉酚，它对预防视力减退、夜盲也很有

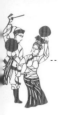

效果。

猴 头 蘑

【别名】羊毛菌、猴头菇

【来源】为齿菌科真菌猴头菌的干燥子实体。

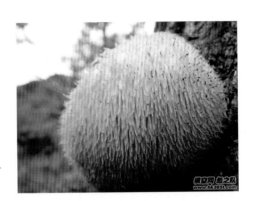

【主要产地】东北地区。

满族民间用途：

作保健食品用。

【功能主治】行气消食，健脾开胃，安神益智，抗癌。

主要用途：

治疗体虚乏力、食积不消、脘腹胀痛、脾虚食少、失眠多梦、慢性胃炎、消化道肿瘤。

【现代研究】

增强免疫功能；抑瘤作用；抗溃疡作用及降血糖作用；延缓衰老作用。

榛 子

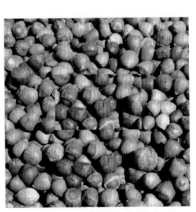

【别名】尖栗、棰子

【来源】为桦木科植物榛树的种仁。

【主要产地】东北、华东、华北、西北及西南地区。

满族民间用途：

作保健食品食用，健脑明目。

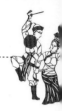

【功能主治】健脾和胃，润肺止咳。

主要用途：

治疗脾虚、食欲不振、咳嗽、消渴。

【现代研究】

榛子中有紫杉酚化学成分，可以治疗卵巢癌和乳腺癌等癌症，能软化血管，防治高血压、动脉硬化等心脑血管疾病。

山　葡　萄

【别名】山葡萄秧、野葡萄

【来源】为葡萄科植物光叶蛇葡萄的果实、根及根皮。

【主要产地】东北地区。

满族民间用途：

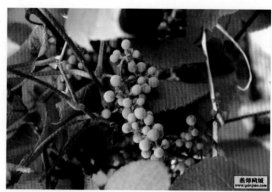

1. 山葡萄藤煮水，每日当茶饮；治疗外感头痛、咳嗽、鼻塞不通，或流清涕。

2. 山葡萄秧煮水，常饮，治疗风寒湿痹。

【功能主治】清热利湿，解毒消肿。

主要用途：治疗湿热黄疸、肠炎、痢疾、无名肿毒、跌打损伤。

【现代研究】

能抑制大肠杆菌、金黄色葡萄球菌的生长。提取液对豚鼠有利尿作用及止血作用。

圆　枣　子

【满语音名】奇尔库恒克

【别名】软枣子、狝猴梨

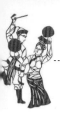

【来源】为猕猴槐科植物软枣猕猴桃的果实。

【主要产地】长白山地区。

满族民间用途：

满族将新鲜圆枣子加红糖煮水或直接口服，治疗小便不利。

【功能主治】滋阴清热，除烦止渴。

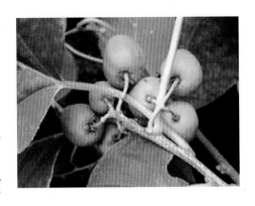

主要用途：治疗烦渴多饮、石淋、牙龈出血、肝血不足。

【现代研究】

富含蛋白质和多种矿物质、维生素、胡萝卜素、多种氨基酸、丰富的矿物质。具有提高免疫功能、增强抗衰老、软化血管、抗肿消炎、延缓衰老等作用。

胡 桃 秋

【别名】核桃秋、山核桃、秋子树

【来源】胡桃秋科植物，胡桃秋的果实。

【主要产地】东北地区。

满族民间用药：

1. 山核桃秋未成熟的青果皮，捣烂取汁，外涂治疗皮肤癣症。

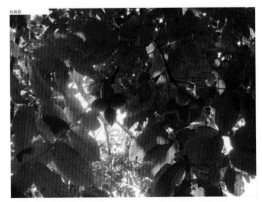

2. 山核桃秋成熟的果仁，炒熟口服，治疗便秘。

【功能主治】清热解毒，止痢疾，止咳平喘。

主要用途：

核桃秋青果皮，水煎服，治疗肺热咳嗽、气喘，肠炎痢疾，胃腹疼痛。

【现代研究】

核桃秋皮有一定的抗癌症作用。

山野韭菜

【满语名】sifamaca

【别名】起阳草、莎草

【来源】为百合科植物野韭菜的嫩叶。

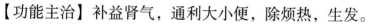

【主要产地】东北山区

满族民间用途：

1. 用山野韭菜煮水，外用擦洗，治疗皮肤瘙痒。

2. 用山野韭菜炒食用，治疗胃腹胀满、食欲不振。

【功能主治】补益肾气，通利大小便，除烦热，生发。

主要用途：

滋补肾气，暖肠胃，治疗肠道不适，缓解便秘，疏调肝气，增进食欲，增强消化。

野葱

【满语名】ungge

【别名】沙葱、麦葱、山葱

【来源】为百合科植物野葱的全株。

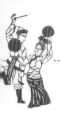

【主要产地】东北、河北、山东地区。

满族民间用途：

野葱捣烂饮用野葱汁或直接口服，治疗感冒头痛、鼻塞不通。

【功能主治】发汗散寒，消肿，健胃。

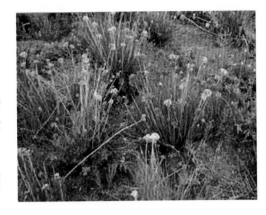

主要用途：治疗伤风感冒、头痛发热、腹部冷痛、消化不良。

山 野 芝 麻

【别名】野藿香、山苏子、白花益母草

【来源】为唇形科植物野芝麻的全草。

【主要产地】东北、华北、华东地区。

【功能主治】凉血止血，活血止痛，利湿消肿。

满族民间用途：将山野芝麻炒熟，口服，治疗便秘或大便带血。

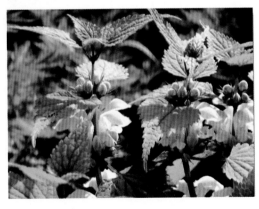

主要用途：治疗肺热咳血、血淋、妇女月经不调、崩漏、白带、水肿。

【现代研究】

野芝麻提取物可使动脉及子宫收缩，可用于子宫出血。

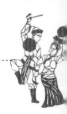

狼　毒　草

【别名】续毒、断肠草

【来源】为瑞香科植物瑞香狼毒的根。

【主要产地】分布东北、华北、西北、西南等地。

满族民间用途：

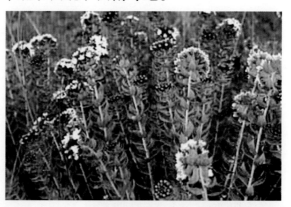

1. 用狼毒草捣烂或浓缩成膏外敷，治疗疖癣。

2. 狼毒草水煎服，治疗慢性气管炎、咳嗽气喘。

【功能主治】泻水逐饮，破积杀虫。

主要用途：

治疗腹胀水肿、慢性咳嗽气喘，抗淋巴结、骨、副睾等结核。治疗虫积。外用治疖癣、瘙痒、顽固性皮炎。民间还用于杀灭蝇蛆。

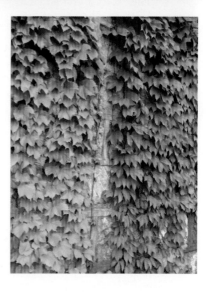

【现代研究】

抗肿瘤，对小鼠肝癌、肺癌均有抑制作用。

爬　山　虎

【别名】爬墙、假葡萄藤

【来源】葡萄科爬山虎属植物爬山虎根和茎。

【主要产地】我国多数地区有分布。

【功能主治】祛风通络，活血解毒。

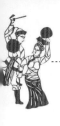

满族民间用途： 用鲜爬山虎捣烂，外敷，治疗跌打损伤、红肿疼痛。

主要用途： 治疗风湿关节疼痛，外用治疗跌打损伤、痈疖肿。

凤 仙 花

【别名】金凤花、指甲草

【来源】本品为凤仙花科植物凤仙花的花。

【主要产地】吉林、辽宁、河北、山东、河南。

满族民间用途： 凤仙花水煎服，治疗鹅掌风、灰指甲等。

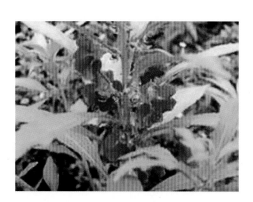

【功能主治】活血通经，祛风止痛，外用解毒。

主要用途： 治疗跌打损伤、瘀血肿痛、风湿性关节炎、痈疖疔疮、蛇咬伤、手癣。

刺 玫 根

【满语音名】卡库特

【别名】野玫瑰根、刺莓果根

【来源】为蔷薇科植物山刺玫的根。

【主产地】东北、华北地区。

满族民间用途：

用刺梅根水煎服，治疗慢性支气管炎、肠炎痢疾、风寒疼痛。

【功能主治】止咳祛痰，止痢，止血。

主要用途： 治疗慢性支气管炎、肠炎、细菌性痢疾、功能性子宫

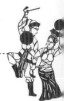

出血、跌打损伤。

【现代研究】

具有止血及广谱抗菌作用。用于治疗经血不止、功能性子宫出血、慢性气管炎、肠炎、细菌性痢疾、胃功能失调、膀胱炎和肾炎等。

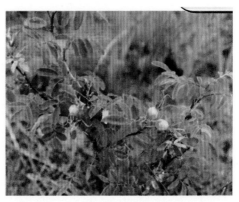

山 丁 子

【别名】山定子、糖李子

【来源】蔷薇科落叶乔木山丁子果实。

【主要产地】东北、华北、西北地区。

满族民间用途：

1. 用山丁子水煎服，治疗慢性咳嗽。

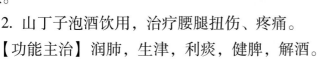

2. 山丁子泡酒饮用，治疗腰腿扭伤、疼痛。

【功能主治】润肺，生津，利痰，健脾，解酒。

海 松 子

【别名】松子、松子仁

【来源】松科植物红松的种子。

【主要产地】东北地区。

满族民间用途：

1. 手脚冻伤用松子油脂外涂冻伤处。

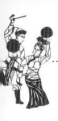

2. 满族用松子仁直接食用或口服松子，治疗大便干燥。

【功能主治】润肺，滑肠，养液，息风。

主要用途：

治疗治风痹、头眩、燥咳、吐血、便秘。

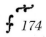

1. 治疗肺阴亏虚、干咳咯血、阴虚肠燥、大便秘结以及肝血不足、头晕目眩、视物模糊等。

2. 治疗肺脾两虚、干咳少痰、咯血、气短、肢倦乏力、阴虚肠燥、大便秘结。

3. 治疗肝肾阴虚、头晕眼花、视物模糊、急躁易怒、耳鸣咽干、腰膝酸软、大便艰涩。

4. 治疗肝血不足、头晕等。

【现代研究】

松子有软化血管、润肤泽颜、乌发作用，能够促进病后身体恢复。

百 合 花 根

【满语音名】昂达哈

【别名】百合根茎、百合果、山丹

【来源】百合为百合科百合属植物百合的肉质鳞茎。

【主要产地】西北、东北地区。

满族民间用途：用野百合花或根茎煮水，加冰糖适量煮食，治疗胸痛干咳、咳血。

【功能主治】养阴润肺，清心安神，滋补精血。

主要用途：

1. 治疗肺阴虚的燥热咳嗽，痰中带血。

2. 治疗热病后期，虚烦惊悸，失眠多梦等。

3. 利大小便，补中益气。

4. 清热解毒，治疗胁痈、乳痈、发背诸疮肿、天疱湿疮。

【现代研究】

有明显的镇咳、祛痰作用。有明显的镇静、强壮、抗癌作用。

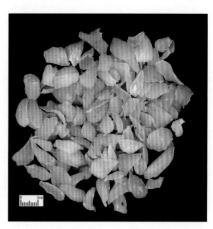

线　麻　根

【满语音名】沃楞

【别名】白麻根、苎麻根

【来源】为荨麻科植物苎麻的干燥根及根茎。

【主要产地】我国大部分地区。

满族民间用途： 鲜线麻根捣烂外敷，治疗跌打损伤、痈疮肿毒、蛇虫咬伤。

【功能主治】止血，安胎，清热，利尿。

主要用途：

治疗咳血、吐血、尿血、月经过多、崩漏、紫癜、胎动不安、痈疮肿毒、淋病、水肿。

【现代研究】

对金黄色葡萄球菌有抑制作用。

山　菊　花

【满语音名】波吉力依勒哈

【别名】北菊花、野菊花

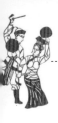

【来源】 为菊科植物野菊的干燥头状花序。

【主要产地】 全国各地均有分布。

满族民间用途：

1. 用山菊花水煎服，治疗外感风热、头痛、发热、咽喉肿痛、咳嗽。

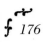

2. 鲜山菊花全草煮水，口服治疗胃肠炎，外洗治疗湿疹。

3. 山菊花泡水，畅饮，降血压。

【功能主治】 清热解毒，疏风平肝。

主要用途：

治疗咽喉肿痛、疔疮、痈疽、湿疹、皮炎、风热感冒、头痛眩晕。

【现代研究】

对金黄色葡萄球菌、白喉杆菌、痢疾杆菌、流感病毒、疱疹病毒以及钩端螺旋体有抑制作用。有抗病原微生物和抗炎及降血压作用。

山 苏 子

【别名】 糙苏、山芝麻

【来源】 唇形科糙苏属植物糙苏，以地上全草或根入药。

【主要产地】 东北地区，河北、河南、内蒙古等地。

满族民间用途：

满族用山苏子水煎服，治疗痈疮疖肿。

【功能主治】 祛风活络，强筋壮骨，消肿，清热解毒药。

主要用途：

治疗感冒、慢性支气管炎、风湿关节痛、腰痛、跌打损伤、疮疖、无名肿毒。

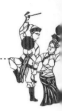

山　胡　萝　卜

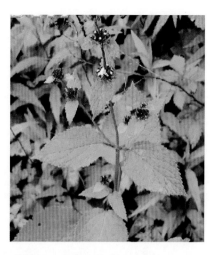

【别名】牛奶子、羊乳

【来源】为植物桔梗科四叶参的根。

【主要产地】东北地区。

满族民间用途：

山胡萝卜煎水或煮食用，治疗瘰疬、肺痈、乳痈。

【功能主治】益气养阴，解毒消肿，排脓，通乳。

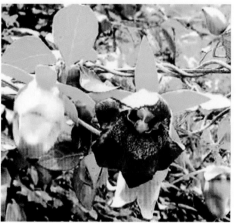

主要用途：治疗神疲乏力、头晕、头痛、肺痈、乳痈、疮疖肿毒、瘰疬、产后乳少、白带、毒蛇咬伤。

【现代研究】

有抗疲劳作用，能使血压下降、呼吸兴奋，有升高血糖的作用；有止咳作用；对肺炎球菌、甲型链球菌、流感杆菌有抑制作用。

接　骨　木

【满语音名】那热特

【别名】马尿骚

【来源】忍冬科接骨木属植物接骨木以全株入药。

【主要产地】东北地区。

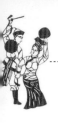

满族民间用途：

用马尿骚水煎服，治疗跌打损伤、肿胀疼痛、风湿痹痛。

【功能主治】抗菌消炎，清热解毒，祛风除湿，活血止痛，通经接骨。

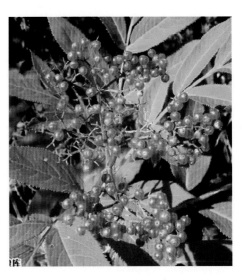

主要用途：

1. 治疗骨折、折伤筋骨、跌打肿痛、创伤出血。

2. 治疗风湿筋骨疼痛、腰痛、水肿、风痒、瘾疹。

3. 治疗炎症性疾病、疮疡肿毒、肺炎、阑尾炎、急慢性肾炎、急性蜂窝织炎。

【现代研究】

接骨木煎剂有镇痛作用。

满 山 红

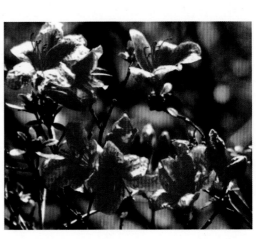

【满语音名】拿尼库热

【别名】东北满山红、映山红

【来源】为杜鹃花科植物兴安杜鹃的叶。

【主要产地】黑龙江、吉林、内蒙古、新疆等地。

满族民间用途：

用满山红根水煎服，治疗慢性咳喘。

【功能主治】解表，止咳，祛痰。

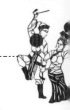

主要用途：治疗急、慢性支气管炎，外感咳嗽气喘，多痰。

【现代研究】

煎剂有镇咳、平喘作用；有降血压作用。具洋地黄样强心作用，大剂量由使心率减慢、收缩力减弱。对金黄色葡萄球菌、白色葡萄球菌、甲型链球菌、绿脓杆菌等有抑制作用。

野 鸡 膀 子

【别名】荚果蕨贯众、东北贯众、锦马麟毛蕨、黄瓜香

【来源】为球子蕨科植物荚果蕨的根茎及叶柄基部。

【主要产地】东北三省，河北、四川、陕西及西藏。

满族民间用途：

1. 用鲜东北贯众水煎服，治疗感冒、发热、头痛。

2. 用鲜东北贯众煮水饮用，治疗疖腮。

【功能主治】清热解毒，凉血止血，杀虫。

主要用途：

1. 治风热感冒、湿热斑疹、疖腮、湿热疮毒；止血，驱虫。

2. 预防流行性乙型脑炎、麻疹。

【现代研究】

对流感病毒、细菌、真菌有显著抑制作用。其根茎及叶具有镇静、解痉及抗癫痫作用；根茎煎剂在体外对猪蛔虫有效。

马 莲 草

【别名】马莲、马兰、马蔺

【来源】鸢尾科鸢尾属马莲全草。

【主要产地】东北、华北、西北，其他地区也有分布。

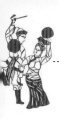

满族民间用途：

用鲜马莲草煮水，饮用，治疗咽喉肿痛、小便不利、小腹疼痛。

【功能主治】清热解毒，利尿通淋，活血消肿。

主要用途：治疗咽喉肿痛　关节痛、痈疮肿痛。

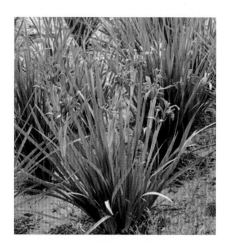

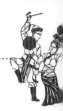

后　记

　　满族医药是我国传统医药的一部分，是满族先民在长期与大自然和疾病作斗争过程中积累的实践经验的总结。从满族先人原始萨满部落时期的萨满医药开始，随着满族历史的变迁，满族不断吸纳汉族、蒙古族、朝鲜族、回族等民族先进的医学知识和理论，形成了特点鲜明、内容丰富的满族医药。至今许多满族民间医药和预防保健经验、诊疗技术等仍被传承和应用。

　　《满族医药》中所编入的内容，是满族医药整理研究课题组深入细致的整理研究工作的收获和汇总。课题组在课题执行过程中，查阅了大量满族医药相关历史文献资料和现代研究信息，对以满族集居地和满族发源、兴起地为主的民间进行了访谈调研。对获得的资料和信息进行分析研究、系统梳理，力求采集资料的代表性和可溯源性。汇集了凸显满族医药特色优势的宝贵经验，确保《满族医药》内容的真实性和实用性。

　　《满族医药》比较清晰地论述了满族医药的基本概况。首先探讨了满族医药发展历史沿革，理清了满族医药发展的历史脉络，介绍了满族医药与萨满教的关系，满族医药在满族生存、繁衍、健康保健和与防治疾病中发挥了重要的作用。《满族医药》对进一步挖掘整理满族医药提供了研究思路和基础。

　　《满族医药》对满族医药传统治疗方法、满族针灸疗法、满族医药治疗北方常见病、满族养生保健等进行了比较详尽的论述，再现了满族医药的民族特点和丰富内容，体现了几百年以来满族医药在民间传承的强大生命力和存在的事实和合理性。

　　《满族医药》摘录了蕴含着大量医药保健相关的满族传统文化习

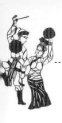

俗。这些满族文化习俗被传承，并融入人们的生活中，在北方民间的日常生活、娱乐休闲、运动保健、全民健康活动中发挥着重要的作用。

《满族医药》阐述了满族常用药物。满族常用药物是通过查阅历史文献资料和有关研究报道结合民间访谈进行整理编入。满族医药历史久远，在《金史》中记载了满族早在女真早期就对药物开始使用，满族医药在发展过程中保留了满族本民族使用药物的特点。突出的特点是就地取材、鲜活为主，单味、单方、偏方为主，方法简便易行。

由于满族民族历史战乱不断，满族居住分散，满族文化失传较多，满族医药的传承方式是氏族或家族内口传心授，这些因素都给满族医药整理研究带来一定的难度。深入挖掘整理满族医药研究还需要做更多工作。

通过对满族医药的发掘整理研究课题的工作实践，我们体会到对满族医药发掘整理不但具有学术研究价值，更有研究开发价值。一些由氏族或家族传承和民间流传下来的医药保健经验，逐渐为人们所认识，满族医药研究开发工作已经取得了可喜的成绩。

总之，《满族医药》是发掘整理研究满族医药工作的初步成果，希望能为进一步研究满族医药提供参考和借鉴。由于挖掘整理满族医药工作经验不足，研究水平有限，不当之处，请多批评指正。

谢谢！

编　者

2011 年 7 月

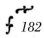